le guide de ma grossesse au naturel

Les auteurs du Groupe Naissances

- **Muriel André**, sage-femme.
- **Willy Belhassen**, sage-femme, haptothérapeute, sexologue.
- **Francine Caumel-Dauphin**, sage-femme.
- **Sylvie Eskénazi**, sage-femme, sophrologue.
- **Karine Guillard**, gynécologue obstétricienne.
- **Georges Horyn**, gynécologue obstétricien, échographiste
- **Nathalie Picquenard-Duan**, sage-femme, enseignante École Ling.
- **Catherine Rouquette**, sage-femme, haptothérapeute.
- **Nezha Sahmi**, sage-femme.
- **Claude Vouillot**, sage-femme.
- **Geneviève Wrobel**, psychologue, psychanalyste.
- **Lou Aurélie Wrobel**, psychologue clinicienne.
- **Nathan Wrobel**, gynécologue obstétricien, sexologue.
- **www.groupenaissances.org**

Les autres auteurs

- **Aurélien Barrat**, ostéopathe D.O.
- **Béatrice Idlard-Chamois**, sage-femme,
  consultation parentalité handicap.
- **Monique Merran-Champion**, sage-femme,
  présidente de l'Association nationale natation et maternité.

le guide de ma grossesse au naturel

Dirigé par Willy Belhassen, sage-femme
et Catherine Piraud-Rouet, journaliste spécialisée en maternité

Nathan
groupe naissances

Les préparations

La vie quotidienne

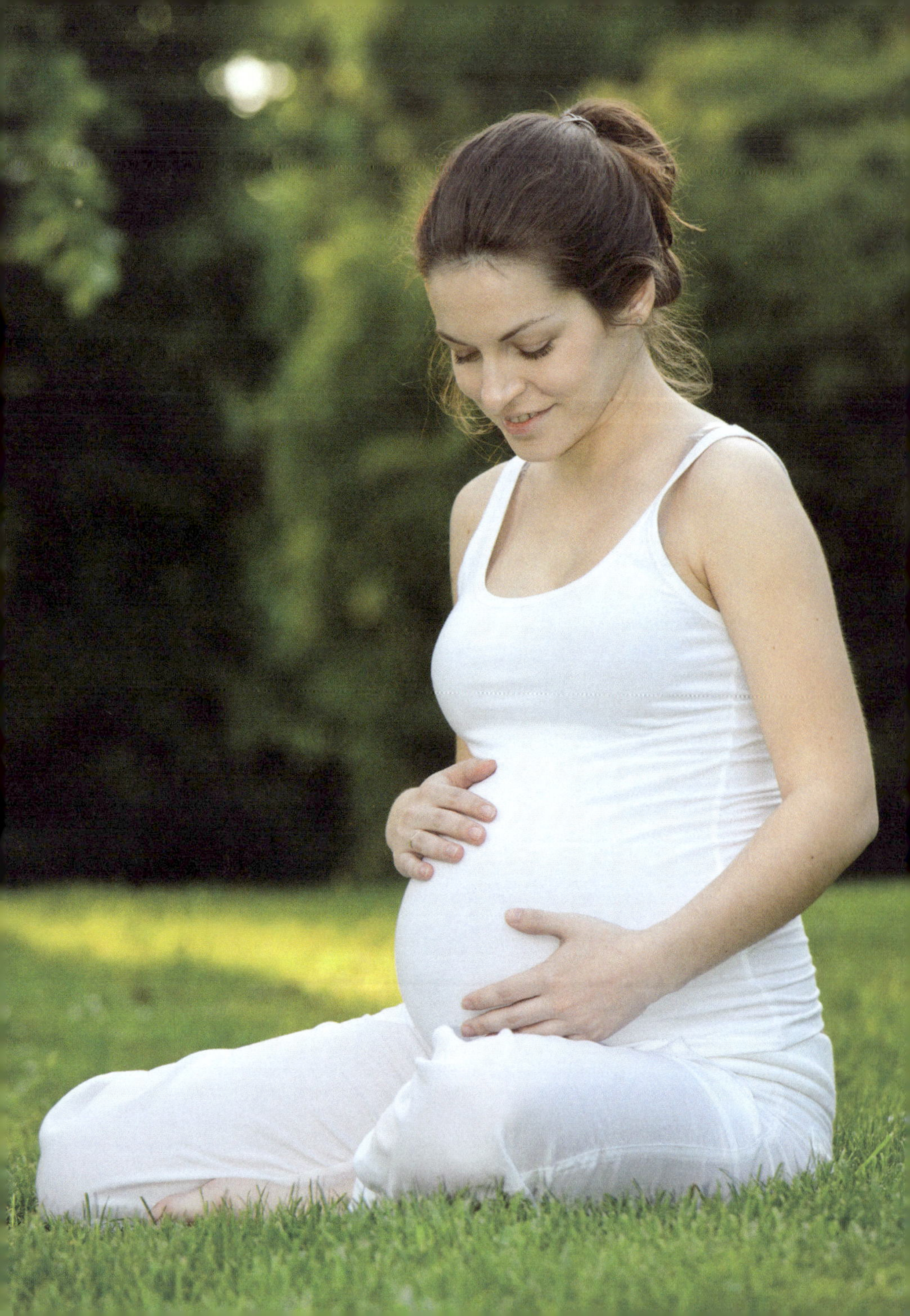

Préface

Une expérience unique : le Groupe Naissances

Par Nathan Wrobel, gynécologue obstétricien

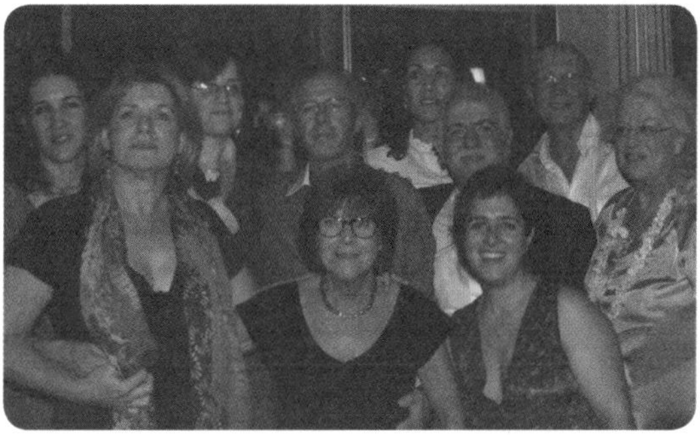

L'histoire du Groupe Naissances commencerait volontiers par « Il était une fois... ». À l'été 2005, des professionnels de la naissance (sages-femmes libérales, gynécologues obstétriciens, psychologues, anesthésistes), porteurs d'une philosophie commune concernant la maternité et la naissance, décident de se regrouper pour travailler

ensemble et non plus séparément. Ils estiment que favoriser la physiologie, un accouchement et une naissance naturels, c'est-à-dire réduisant à leur minimum indispensable les interventions médicales, est un mouvement devenu nécessaire face à l'hypermédicalisation des grosses structures, qu'elles soient hospitalières ou privées : augmentation du taux de césariennes, inflation des interventions médicales (déclenchements artificiels, extractions instrumentales, épisiotomies, perfusions systématiques d'ocytociques, etc.). Une hypermédicalisation qui, en privant le couple de l'intimité propice et nécessaire à la mise au monde de son bébé et en le faisant entrer dans une obstétrique protocolisée, le désapproprie de la naissance de son enfant.

Cette démarche vers la naissance naturelle s'appuie sur deux socles. D'une part, sur une meilleure connaissance de la physiologie. D'autre part, sur l'accompagnement global, dans lequel le suivi prénatal, la préparation à la naissance et l'accouchement sont accomplis par le même praticien. Elle implique la mise en commun des savoirs obstétricaux sur un total pied d'égalité entre professionnels, sans lien hiérarchique entre eux. Des équipes soudées par un seul but : pouvoir aller jusqu'au bout du projet de naissance, sans risquer son abandon brutal en cours de travail ou d'accouchement. **Pour cela, le Groupe Naissances propose aux futurs parents des modalités de naissance multiples et répondant à leur projet :**
– accouchement à domicile ou sur plateau technique ;

– **séjour en maternité de durée adaptée** à la demande et au nécessaire;
– **possibilité de suivi en pré-, per-, et postnatal**;
– **mise en place de dispositifs médicaux offrant la sécurité maximale** (astreinte des sages-femmes et des obstétriciens 24 h/24, disponibilité des équipes) et évitant toute intrusion inutile, tout en maintenant la philosophie de la naissance physiologique : chaque future maman a sa sage-femme référente, qu'elle conservera aussi longtemps que le nécessite son état;
– possibilité de préparations à la naissance à orientations multiples (haptonomie, sophrologie, réflexologie plantaire, chant prénatal, ostéopathie pelvienne...);
– pendant le travail obstétrical, l'analgésie péridurale reste à disposition, en cas de décision de la mère ou de nécessité médicale. Il est volontiers fait appel à un passage dans l'eau tiède des baignoires des salles de naissance, lequel peut se prolonger jusqu'à l'expulsion;
– **la liberté posturale de la mère est préconisée**, tant pour la phase de dilatation du col utérin que pour la sortie du bébé : ce qui est recherché en priorité, c'est le confort maternel et la préservation de l'intimité du couple;
– **à ce titre, le rôle du père n'est pas négligé**, allant d'une simple présence rassurante à une participation plus active s'il en émet le désir. Le père ne quitte pas la mère, qu'il a la possibilité d'accompagner en salle d'opération pour accueillir l'enfant en cas de césarienne;
– les pratiques médicalisées de l'accouchement (usage du

monitoring obstétrical, mise en place de perfusions intraveineuses, recours à l'ocytocine pour renforcer les contractions utérines...) font l'objet d'une réflexion et d'une explication adaptée à l'individualité de la parturiente ;
– chaque situation qui pourrait s'avérer difficile est examinée en équipe pluridisciplinaire regroupée dans un staff hebdomadaire ;
– pour toute naissance au cours de laquelle est survenu un événement inattendu (accident obstétrical, accouchement traumatique, voire sur demande exprimée par les parents...), une rencontre est proposée sous la conduite d'un psychologue, au cours de laquelle les parents retrouvent l'intégralité des protagonistes obstétricaux de la naissance de leur enfant. Et ce, afin d'avoir la possibilité de mettre des mots sur leur questionnement ou bien de combler un blanc dans leur histoire familiale et personnelle.

Le travail effectué par l'équipe du Groupe Naissances tente en permanence (dans la période prénatale, pendant l'accouchement ou dans les suites de couches) de faire du temps, trop souvent considéré comme un ennemi, un véritable allié, dans le respect de la sécurité de tous. Ainsi, la future mère et le couple, respectés dans leur humanité et plus particulièrement dans le rapport soignant-soigné, peuvent investir la grossesse, porter l'enfant et le mettre au monde en repérant les jalons de leur démarche.

Le Groupe Naissances se compose de huit sages-femmes, de trois gynécologues obstétriciens et de deux psychologues spécialisées en périnatalité.

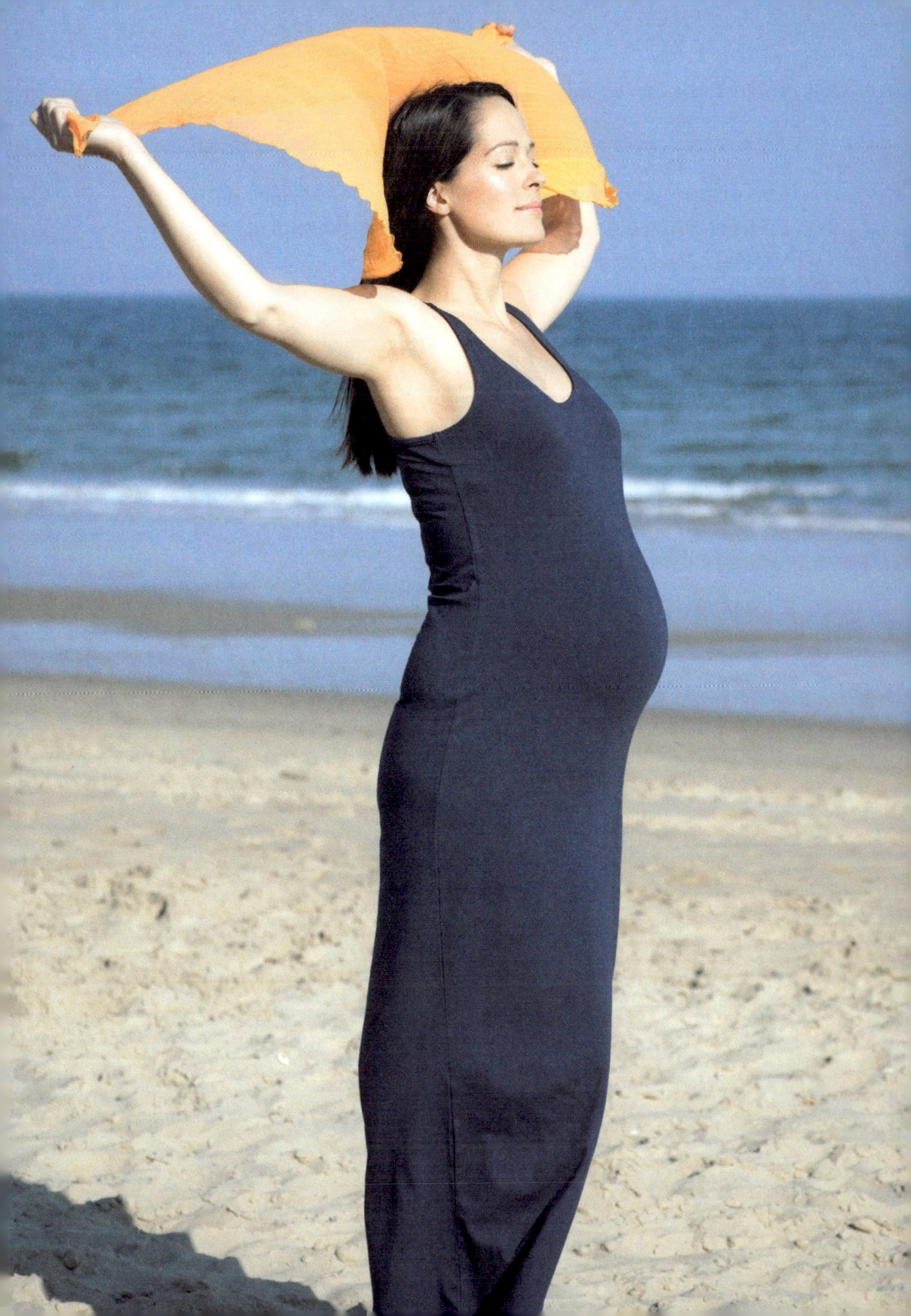

les étapes de la grossesse

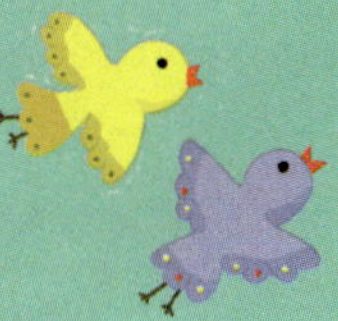

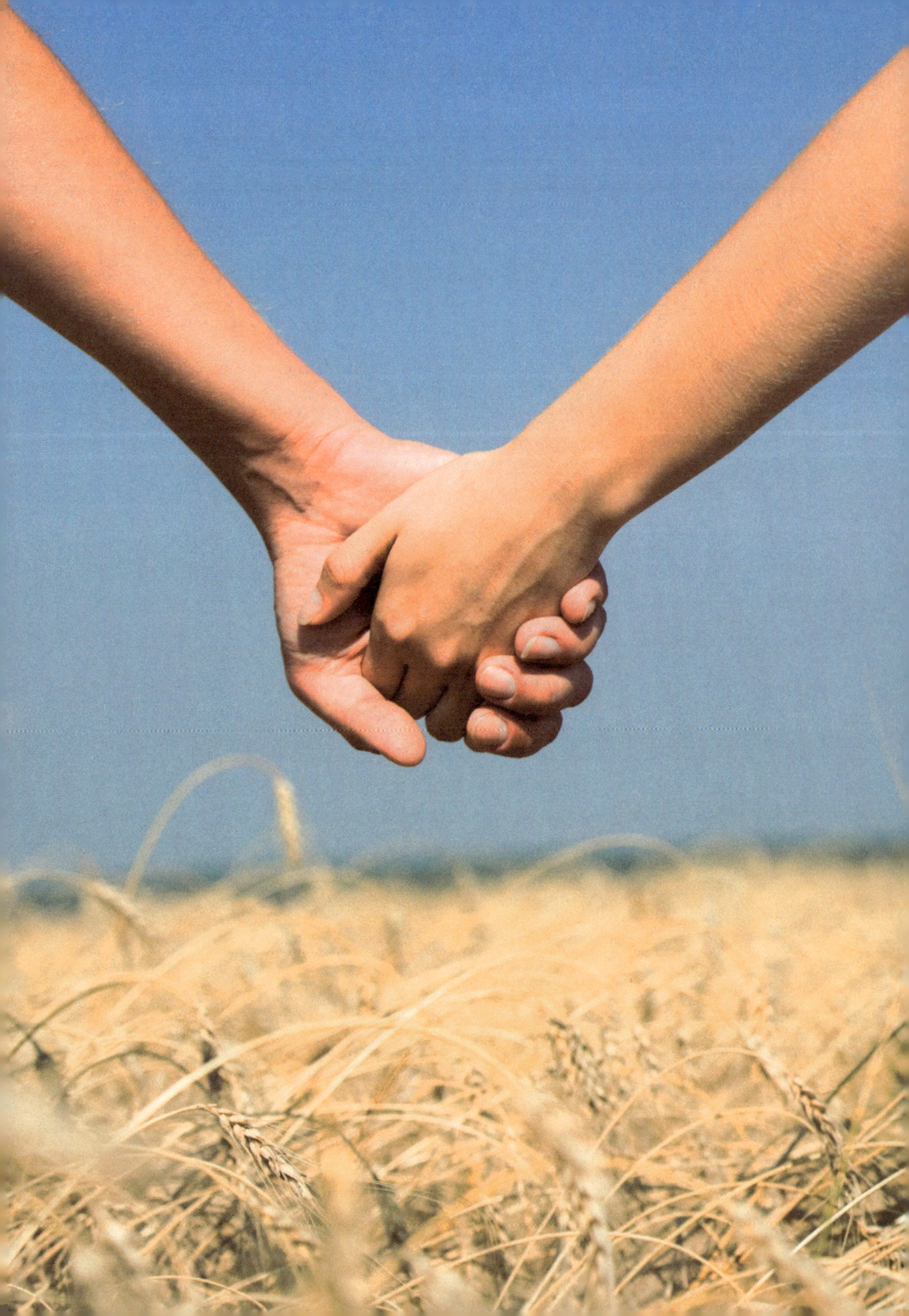

Les trois premiers mois

Par Nathan Wrobel, gynécologue obstétricien

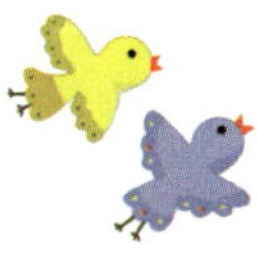

Les signes annonciateurs de la grossesse

Quelques jours après le retard de règles – parfois même avant – apparaissent les premières manifestations physiques de la grossesse : tension des seins avec prise de volume de la poitrine, envies fréquentes d'uriner, sensation de plénitude de l'abdomen, satiété vite atteinte. Et aussi les fameuses nausées, plus volontiers matinales et s'accompagnant ou non de vomissements. Les tests de grossesse vendus librement en pharmacie sont des aides de valeur qui permettent d'attester la présence d'une grossesse.

Ces signes, dits « sympathiques », vont persister au fur et à mesure de l'avancée de la gestation, pour diminuer, voire disparaître entièrement, après trois mois révolus. Parfois (heureusement rarement), leur accroissement entraîne de véritables complications : les vomissements peuvent changer en calvaire la vie de la future maman. Malgré une alimentation modifiée, malgré le fractionnement des repas, voire des apports exceptionnels en vitamines et oligoéléments, celle-ci va se retrouver sans énergie, fatiguée et fatigable. Si c'est le cas, elle devra se tourner sans attendre vers son référent sage-femme ou médecin, qui lui prescrira une prise en charge appropriée.

Avec le temps, le bas-ventre s'arrondit de façon harmonieuse, ainsi que l'ensemble du corps, hanches et seins. Il n'est pas rare que la qualité de la peau soit améliorée sous l'effet de l'augmentation vertigineuse des hormones sexuelles (œstrogènes et progestérone) ; de même que peuvent se modifier cheveux, pilosité et ongles...

Avant 3 mois, la première visite prénatale

Dès le premier trimestre, une première prise de contact doit avoir lieu avec une sage-femme, un médecin ou un gynécologue. Cette rencontre permettra d'expliquer, d'aider et de mettre en place le cadre de la surveillance de la grossesse (rythme et périodicité des consultations prénatales, possibilités d'urgence, signes d'alerte...). Le professionnel de la naissance choisi procède à la déclaration de la grossesse aux services d'allocations familiales et de Sécurité sociale et prescrit les examens biologiques réglementairement obligatoires pour toutes les femmes enceintes (groupe sanguin et rhésus, recherche de syphilis, tests de rubéole et de toxoplasmose, recherche de sucre et d'albumine dans les urines). De même, une recherche de l'hépatite B est obligatoire au sixième mois. Le but est, bien évidemment, d'assurer un bon niveau de dépistage et de prise en charge pour toute future maman et son bébé.

Avec l'accord de la future maman, il peut aussi envisager une sérologie HIV (sida ou séropositivité), un dosage de la glycémie (sucre dans le sang, pour dépister un diabète non connu et non suivi)... ou d'autres dépistages plus spécifiques indiqués par le passé médical de la patiente ou son environnement professionnel (par exemple, certains virus assez répandus parmi les enfants en bas âge, si elle travaille avec ceux-ci, sont potentiellement dangereux pour une grossesse : cytomégalovirus, parvovirus...).

La première échographie, un examen riche d'enseignements

La première échographie, dite « du premier trimestre » (quand il n'y en a pas eu une au préalable pour dater la grossesse), doit idéalement être pratiquée entre 11 et 14 semaines d'aménorrhée (absence de règles), soit 9 à 12 semaines de grossesse effective. Cet examen présente un côté très rassurant pour les parents, car il permet de visualiser la grossesse et l'embryon, c'est-à-dire le futur bébé. Conférant à ce dernier un aspect concret, sans trop entraver l'imaginaire, il est également riche de renseignements précieux pour l'équipe obstétricale. Il permet, entre autres, de contribuer au dépistage combiné de la trisomie 21 (mongolisme).

Bien que, d'un point de vue purement réglementaire, il n'y ait pas d'obligation à pratiquer des échographies en cours de grossesse, le consensus médical actuel préconise que trois examens soient effectués : à 12 semaines (2 mois et demi), à 22 semaines (4 mois et demi) et à 32 semaines (7 mois). Ces examens seront pratiqués par des échographistes (sages-femmes ou médecins) qui établissent un compte rendu détaillé (avec photos) à chaque fois. Un suivi de qualité ne saurait, de nos jours, se dispenser totalement de cet examen...

La durée de la grossesse

Le terme d'une grossesse se compte rarement en jours (une grossesse en compte 270), plus souvent en mois (9 est la durée habituelle). Mais, plus souvent encore, la nomenclature internationale fait appel au compte en semaines d'aménorrhée (SA). Ce qui rajoute systématiquement 2 semaines au nombre de semaines de grossesse : 41 semaines est la date du terme théorique, soit 39 semaines de grossesse.

Vos questions, nos réponses

Par Willy Belhassen, sage-femme

▸ Je dois obligatoirement faire une prise de sang pour être sûre d'être enceinte.

FAUX

La plupart des femmes enceintes ont très rapidement des signes (nausées, tension des seins…). Parfois, la femme se doute de la grossesse AVANT le retard de règles… C'est pourquoi elle fait un test (disponible en pharmacie). Si le test est positif, la grossesse ne fait aucun doute, car ces tests ne réagissent qu'aux ßHCG (hormone spécifique de la grossesse). La prise de sang permettra le dosage de cette hormone, utile en cas de doute.

▸ Je dois me rendre rapidement chez mon gynécologue.

VRAI et FAUX

Une consultation médicale est souhaitable. Elle peut se dérouler chez le gynécologue, mais aussi chez la sage-femme ou chez votre généraliste (tous ne suivent pas les femmes enceintes, n'hésitez pas à lui demander). Cette consultation permettra de vous prescrire les examens obligatoires, de vous expliquer les éléments du suivi (dépistages proposés…). Enfin, de vérifier, si nécessaire, que votre grossesse n'est pas extra-utérine, par exemple (fréquence variable suivant les pays, 2 % en France).

▸ Je dois réserver rapidement ma place à la maternité.

VRAI et FAUX

Dans un certain nombre de situations (grandes villes souvent…), il est nécessaire de s'inscrire rapidement dans une maternité. Si vous avez besoin de temps pour choisir, faites-le tout de même, quitte à céder votre place quelques semaines plus tard. Si vous avez un suivi en libéral par un obstétricien ou une sage-femme et si vous accouchez avec votre praticien, les délais sont souvent moins stressants… Notez qu'un hôpital public ne peut refuser de vous inscrire…

▸ Avant trois mois, je ne le dis à personne…

POURQUOI ?

Vous êtes enceinte et heureuse d'avoir ce bébé, alors pourquoi le cacher ? Certes, un œuf de qualité médiocre pourrait être éliminé rapidement (fausse couche précoce), mais est-ce une raison pour ne pas vivre votre bonheur présent ? Notez que la déclaration de grossesse peut être établie sitôt la grossesse constatée par le médecin ou la sage-femme, et ce, avant trois mois révolus.

▸ La grossesse, c'est normal : je n'ai pas besoin de consultations si fréquentes.

FAUX

La grossesse est un état normal, certes. Mais même si les pathologies graves ne sont pas très fréquentes, il vaut mieux les dépister au plus tôt… Le suivi médical sert aussi à cela !

▸ J'ai peur des prises de sang, en plus elles ne servent à rien.

FAUX

Certains examens sanguins sont obligatoires (toxoplasmose, groupe sanguin…). En revanche, si vous craignez les prises de sang, il peut être possible de les limiter…

▸ On doit subir un toucher vaginal à chaque consultation.

FAUX

Si la grossesse évolue normalement, il n'est pas nécessaire de vérifier le col chaque fois. Il est intéressant d'avoir un examen du col en début de grossesse, qui servira de référence. Demandez à votre praticien comment est votre col (longueur, position, consistance). Il est important que vous le sachiez : si quelqu'un d'autre l'examine plus tard, il pourra mieux évaluer l'éventuelle modification s'il en connaît l'état précédent… Le toucher vaginal peut permettre d'évaluer plus précisément la présentation du bébé (tête en bas…) ou encore d'estimer la « taille » de votre bassin en fin de grossesse. Notez qu'en début de grossesse il est fréquent que l'échographie se fasse par voie endovaginale… Il vaut mieux le savoir !

▸ L'échographie me rassure : je peux en faire une tous les mois chez mon gynécologue.

FAUX et VRAI

L'échographie obstétricale est conseillée (trois pour une grossesse normale). Il n'y a pas, a priori, de raison médicale d'en faire davantage. Dans certains cabinets, l'échographe a remplacé le capteur à ultrasons (qui permet d'écouter les battements du cœur du bébé). Pourquoi pas, si on ne vous facture rien en plus…

▸ J'ai des contractions : je vais aux urgences de la maternité.

VRAI ET FAUX

La présence de contractions de l'utérus peut indiquer le début du travail. Si vous êtes à plus de huit mois, c'est normal. Avant ce terme, il faut évaluer plus précisément ces contractions. L'utérus est un muscle, il est donc normal qu'il se contracte de temps en temps… En général de manière fugace (15 à 30 secondes) avec, parfois, une contraction plus longue (45 à 60 secondes). Classiquement, des contractions longues (une minute ou plus), plus de dix fois par jour, sont considérées comme trop nombreuses :

il convient alors de consulter. Le repos suffira, bien souvent, à calmer cette activité utérine. Si vous êtes enceinte de votre premier bébé, n'hésitez pas à demander, en consultation ou en préparation, comment les reconnaître.

▸ Je dois voir l'anesthésiste avant d'accoucher.

VRAI

La consultation d'anesthésie sur votre lieu d'accouchement est très fortement recommandée en fin de grossesse. Elle permet de dépister les éventuels risques en cas d'anesthésie (péridurale ou autre). Même si vous ne souhaitez pas a priori de péridurale, un accouchement est toujours un saut dans l'inconnu. Il est donc plus que raisonnable de la faire…

▸ Il faut éviter les rapports sexuels pendant la grossesse.

FAUX

Sauf en cas de menace d'accouchement prématuré (où il peut être important de limiter la fréquence des rapports), il n'est pas dangereux d'avoir une sexualité satisfaisante pendant la grossesse. Il est possible d'avoir quelques contractions après un rapport, ce n'est pas grave (stimulation mécanique et prostaglandine dans le sperme). Naturellement, au fil des mois, vous vous adapterez en fonction des changements de votre corps !

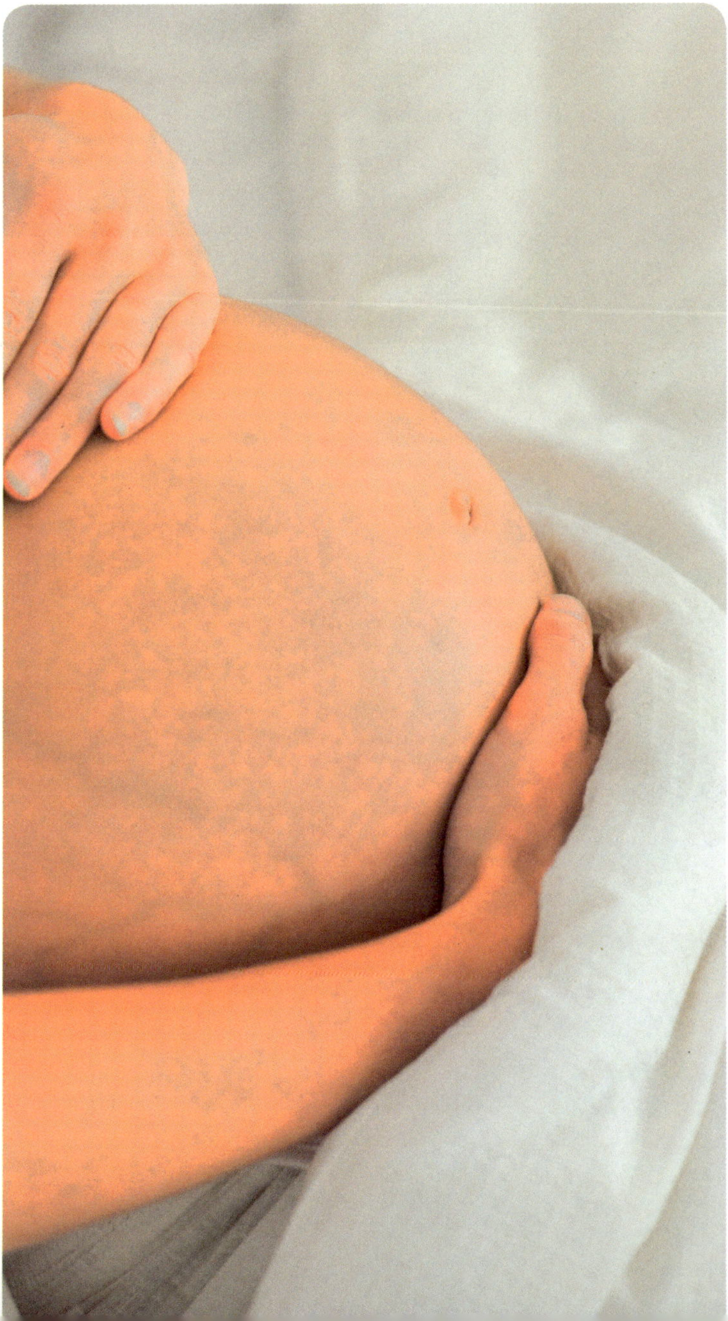

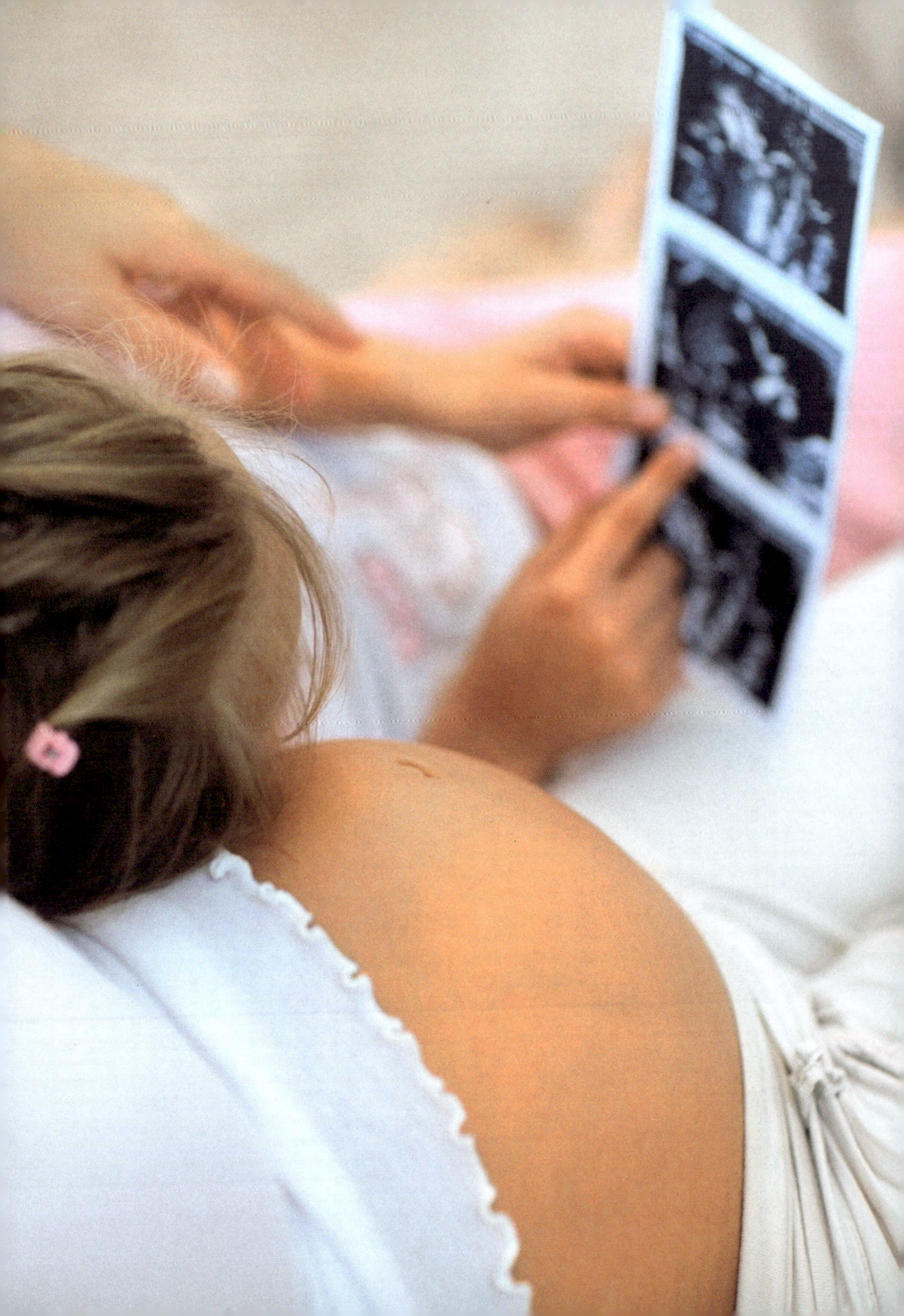

Échographies et diagnostic prénatal

Par Georges Horyn, gynécologue obstétricien

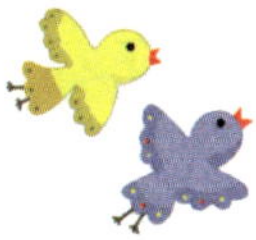

Qu'est-ce que le diagnostic prénatal ?

Le diagnostic prénatal (DPN) est l'ensemble des pratiques médicales ayant pour but de détecter chez l'embryon ou le fœtus une affection de particulière gravité. La finalité est :

- de proposer une prise en charge adaptée si l'affection est curable ;
- de préciser les possibilités d'interruption médicale de grossesse si l'affection est incurable ;
- d'aider les parents à accompagner la naissance de l'enfant s'ils ne désirent pas interrompre la grossesse.

Le but de ce diagnostic prénatal est aussi, parfois, de rassurer un couple en excluant la possibilité d'une affection grave, notamment quand un précédent enfant a été atteint.

Deux axes sont actuellement privilégiés dans le cadre du diagnostic prénatal :

- **le dépistage de la trisomie 21**. Il s'agit de la plus fréquente des anomalies chromosomiques, responsable d'une déficience intellectuelle majeure. Cet enfant est parfois aussi porteur de malformations graves ;
- **le dépistage échographique des anomalies fœtales.**

Le dépistage de la trisomie 21

Depuis 2009, de nouvelles règles en matière de dépistage et de diagnostic prénatal de la trisomie 21 sont en vigueur. Il existe désormais trois possibilités de dépistage avec dosage des marqueurs sériques maternels (prise de sang) au 1er ou au 2e trimestre de la grossesse :

- **le dépistage combiné**, associant les marqueurs sériques maternels du 1er trimestre aux mesures échographiques (entre 11 SA et 13 SA +6 j) ;
- **le dépistage séquentiel intégré**, associant les marqueurs sériques maternels du 2e trimestre aux mesures échographiques du 1er trimestre ;
- **le dépistage par les seuls marqueurs sériques maternels du 2e trimestre**.

Désormais, **toute femme enceinte, sans limite d'âge, se voit proposer un test de dépistage combiné du 1er trimestre** par son médecin (généraliste, gynécologue) ou par la sage-femme. Ainsi, pour les femmes de 38 ans et plus, la Haute Autorité de santé considère que la proposition de réalisation d'une amniocentèse d'emblée n'est plus justifiée. Cette nouvelle stratégie permet de limiter le nombre d'amniocentèses, qui sont à l'origine de fausses couches et source d'anxiété pour les femmes. Elle gagne également en sensibilité (> ou = à 90 %) et permet d'avoir une estimation du risque avant la fin de la 14e semaine.

Si le dépistage combiné du 1er trimestre n'est pas possible (consultation trop tardive, donnée échographique manquante...), le médecin ou la sage-femme proposera à sa patiente un **test de dépistage séquentiel intégré** du 2e trimestre ou bien un dépistage par les seuls marqueurs sériques du 2e trimestre.

Dans le cadre d'une information adaptée, complète et loyale, la femme sera prévenue qu'en cas de résultat anormal, un caryotype (analyse des chromosomes) lui sera proposé. Les différentes techniques de réalisation de ce caryotype ainsi que leurs risques lui seront expliqués (amniocentèse, biopsie de trophoblaste).

Les mesures échographiques prises en compte dans les calculs de risque combiné ou séquentiel intégré sont en priorité la clarté nucale (CN)[1], mais aussi la longueur cranio-caudale (LCC)[2].

Le calcul de risque devra en outre prendre en compte l'âge de la patiente, le poids, le tabagisme, l'origine ethnique. Le seuil retenu pour conseiller à la patiente une démarche diagnostique est de 1/250. Le prescripteur et l'échographiste sont les seuls à recevoir le résultat (délai de dix jours environ) : vous ne les obtiendrez pas directement, mais serez informée du résultat par le praticien qui a prescrit l'examen.

Comment interpréter le résultat rendu ? Le dépistage va permettre de dire si la femme appartient à un groupe à risques (de porter un enfant atteint) ou non. Il ne permet pas de faire un diagnostic. Il va simplement « cibler » les femmes enceintes auxquelles

1. Épaisseur de la nuque du fœtus.
2. Longueur allant de la base du crâne au bas de la colonne vertébrale du fœtus.

un diagnostic anténatal sera proposé (amniocentèse ou biopsie de trophoblaste) ; seul le caryotype (analyse des chromosomes) donnera le diagnostic de certitude (enfant normal ou atteint).

Si le risque évalué ne justifie pas un caryotype (< 1/250), ce n'est pas que l'enfant est indemne de trisomie 21, mais que le risque évalué est inférieur au risque de faire une fausse couche après le prélèvement. À l'inverse, si le risque évalué est > 1/250, cela ne signifie pas que le bébé est porteur d'une trisomie : cela signifie simplement que son risque d'être atteint est supérieur à celui de l'amniocentèse (ou de la biopsie de trophoblaste).

Ces examens sont-ils obligatoires ?

Non, le dépistage des marqueurs de la trisomie 21 n'est pas obligatoire. Toutefois, il est du devoir du médecin ou de la sage-femme de vous informer de l'existence de ces tests, de vous les expliquer, de vous les proposer et de vous en commenter les résultats. Forts de cette information, vous pouvez refuser de les réaliser, comme vous pouvez, bien sûr, les réaliser, mais refuser le diagnostic anténatal (amniocentèse...). Vous pouvez aussi faire ce diagnostic, mais décider de ne pas procéder à une interruption de grossesse, pour des positions morales, éthiques, religieuses ou autres. L'essentiel est que l'information soit la plus complète possible.

Le dépistage échographique

L'échographie est un événement pour les parents... et un contrôle médical essentiel pour les praticiens de la naissance.

C'est grâce à la technique des ultrasons que les parents peuvent voir leur bébé sur un écran bien avant sa naissance. Développée dans les années 1970, l'échographie obstétricale est aujourd'hui un acte courant pour les praticiens et un événement toujours aussi spectaculaire pour les parents, qui l'attendent avec une grande impatience, mêlée de joie et d'appréhension. Mon bébé est-il « entier » ? A-t-il tout ce qu'il faut ? Est-ce un garçon ? Une fille ? A-t-il les longues mains de son papa ? À qui ressemble-t-il ? Certains couples vont même jusqu'à demander la « vidéo » de l'échographie, histoire de présenter le bébé à toute la famille. L'examen a parfois tendance à virer à la séance de cinéma ! Les parents n'ont pas la même attente que le praticien vis-à-vis de l'échographie. D'où l'ambiguïté entre les objectifs scientifiques de l'échographiste et ceux, plus affectifs, de la famille. L'échographie reste avant tout un examen médical dont le but est de s'assurer que le bébé se développe normalement et de rechercher d'éventuelles malformations.

L'échographie est l'élément fondamental du diagnostic prénatal. **On doit distinguer deux types d'échographies. Celle qui entre dans le cadre du « dépistage »** de masse, auquel sont habituellement soumises toutes les femmes enceintes (à 12, 22 et 32 semaines), est réalisée par un médecin ou une sage-femme ayant une compétence en échographie reconnue par un diplôme universitaire. **L'échographie dite « de diagnostic »** est effectuée par un échographiste « référent » ayant une qualification encore plus approfondie et travaillant souvent dans des centres pluridisciplinaires de diagnostic prénatal (CPDPN). Cette échographie est souvent faite en seconde intention, la précédente ayant émis une « suspicion d'anomalie ». Elle l'est aussi parfois d'emblée, à cause de certains antécédents graves ou lorsque surviennent certaines pathologies en cours de grossesse (infection, dosages sanguins anormaux).

L'échographie est-elle fiable à 100 % ? Non ; même si les appareils sont toujours plus sophistiqués et présentent des images de plus en plus précises, l'échographie n'est pas parfaite. Un doute peut survenir alors qu'en réalité l'enfant va très bien. Il peut aussi arriver qu'une anomalie ne soit pas détectée, parce que la position du fœtus empêche de voir un organe ou qu'il n'y a pas de signes d'appel. C'est le cas pour certaines anomalies chromosomiques (comme les trisomies 21, mais aussi 18 ou 13[3]), qui ne s'accompagnent pas forcément de malformations visibles.

On estime à 60 % environ la sensibilité du dépistage des anomalies fœtales et à 80 % celle du dépistage des malformations graves. Trois échographies sont conseillées et remboursées par la Sécurité sociale, mais le nombre n'est pas limité en cas de pathologie ou d'antécédent particulier.

L'échographie du 1er trimestre

Elle est réalisée entre 12 et 13 semaines d'aménorrhée.

▸ Ce que voient les parents...

Ouvrez grands les yeux ! Lors de la deuxième échographie, vous ne pourrez déjà plus voir votre bébé « en entier », tant il aura pris de place ! À 12 semaines d'aménorrhée, le fœtus mesure 6 centimètres de la tête aux fesses. Déjà, il agite ses minuscules bras et ses toutes

---

3. Les trisomies 18 et 13 sont rares et provoquent un syndrome avec des malformations multiples. Le bébé atteint, s'il naît vivant, ne pourra guère survivre plus de quelques jours.

petites jambes. D'ailleurs, ne vous étonnez pas si le praticien appuie un peu la sonde sur votre ventre : votre bébé ne montre pas toujours tout et il faut le stimuler pour le faire bouger. Regardez bien, il ouvre la bouche et écarte les mains ! Il a déjà des doigts ? Oui ! Sa position favorite ? Roulé « en boule », les genoux relevés vers le menton. Il est possible que l'échographiste voie déjà le sexe : s'il distingue un petit « bourgeon », c'est peut-être un garçon. Mais s'il ne décèle rien, cela ne signifie pas que vous portez une petite fille. Même avec un équipement de pointe, on ne peut pas encore tout savoir !

Enfin, quelle émotion quand vous entendez battre ce cœur si rapidement ! Ne vous inquiétez pas du rythme : c'est qu'il grandit très vite !

Ce que recherche l'échographiste...

• La date de la conception

En mesurant la longueur du fœtus (la longueur cranio-caudale, LCC), le diamètre de sa tête (bipariétal), du ventre et le fémur, on peut évaluer le terme à trois jours près. Une fois la date de début de grossesse définie, on reporte les mesures du bébé (la biométrie) sur des courbes de référence. La datation permet de suivre la croissance de façon précise jusqu'à l'accouchement et d'effectuer certains examens (comme l'HT 21, cette prise de sang réalisée en complément de l'échographie entre 12 et 13 semaines d'aménorrhée) à la période la plus propice.

• La mesure de la clarté nucale

L'échographiste observe la nuque du fœtus. Une clarté nucale trop importante peut évoquer une anomalie chromosomique (trisomie 21). Les résultats de l'HT 21 sont alors particulièrement attendus. Si ce test sanguin ne permet pas de savoir que le fœtus est trisomique, il évalue un groupe à risques. S'il est élevé, une amniocentèse sera alors proposée. Toutefois, il faut savoir qu'un risque considéré comme faible n'exclut pas la possibilité d'une trisomie 21.

L'amniocentèse, si elle est réalisée, confirme le diagnostic à 100 % : l'analyse chromosomique du fœtus (caryotype) permet de détecter la présence du chromosome 21 supplémentaire, signe de mongolisme. La patiente doit savoir que ce geste médical n'est pas anodin et provoque, 1 fois sur 200, une fausse couche.

• **Les éventuelles malformations importantes du système nerveux,** de la paroi abdominale ou des membres. Diagnostiquées à ce stade, elles sont souvent graves et peuvent inciter les parents à envisager une interruption médicale de la grossesse.

L'échographie du 2e trimestre

Elle est réalisée entre 22 et 24 semaines d'aménorrhée.

▸ Ce que voient les parents…

Si bébé ne dort pas, il flotte à son aise dans sa bulle, où il peut se tourner très facilement et faire de grands moulinets avec ses bras et ses jambes. Enfin, vous visualisez ce petit « catcheur » qui vous envoie ces coups de pied pendant votre sommeil. Mais pourquoi ouvre-t-il sans arrêt la bouche ? Rien de plus normal, il avale du liquide amniotique. Il suce son pouce ? Possible, mais ça ne veut pas dire qu'il gardera cette habitude à la naissance.

Et le sexe, docteur ? Oui, on peut l'apercevoir. À moins qu'il n'y ait « rien à voir », bébé s'évertuant à le cacher. Ne vous inquiétez pas si vous ne distinguez pas bien le cœur, les reins, l'intestin que l'on essaie de vous montrer. Seul un œil exercé permet d'apprécier ces « ombres » mystérieuses.

▸ Ce que recherche l'échographiste…

• **L'anatomie du bébé et le bien-être fœtal**

La 22e semaine est une période charnière pour dépister des

malformations. L'échographiste suit avec précision une véritable check-list : les membres, la colonne vertébrale, les organes (reins, cœur, cerveau...) sont plus que jamais examinés en détail. Le cœur est l'objet d'une attention toute particulière. L'échographiste vérifie aussi si le bébé bouge bien, preuve de sa vitalité.

- **La croissance intra-utérine**

Comme lors du premier examen, l'échographiste vérifie les mesures (notamment les diamètres bipariétal et abdominal, la circonférence abdominale, la longueur fémorale). S'il suspecte un retard de croissance, un Doppler permettra de contrôler les échanges sanguins entre la mère et le fœtus. À ce stade, le bébé pèse environ 500 grammes pour une taille de 25 centimètres.

- **L'étude du liquide amniotique**

Le bébé avale du liquide en permanence et le restitue sous forme d'urine. La quantité de liquide présente dans la poche amniotique est donc variable dans le temps, mais l'échographiste devra déceler le manque comme l'excès de liquide et en rechercher la cause.

- **La localisation du placenta est notée, ainsi que son aspect.**

Rappelons que le placenta est le filtre séparant la maman du bébé et qu'il s'agit de la zone de tous les échanges (oxygène, nutriments, vitamines, mais aussi éléments toxiques...).

L'échographie du 3e trimestre

Elle est réalisée entre 32 et 34 semaines d'aménorrhée.

Ce que voient les parents...

Moins de choses qu'au 2e trimestre ! Bébé est moins visible. Et c'est logique. Proportionnellement, il y a moins de liquide qu'au trimestre précédent. De plus, comme il a grandi, le fœtus fait son cinéma « en gros plan ». Plus moyen de l'admirer de la tête aux pieds.

En revanche, vous pouvez voir ses ouvertures de bouche (il déglutit), ainsi que les mouvements des globes oculaires. Et cette « cavité » avec des petites cloisons qui s'agitent, c'est le cœur. Vous cherchez son autre bras ? Son pied gauche ? Selon sa position, il se peut que certains de ses membres soient peu visibles. L'échographiste vous le confirmera : à ce stade, on les distingue moins bien. Mais rappelez-vous, la première échographie vous a déjà rassurée sur ce point.

Enfin, que d'inquiétudes parfois : ne risque-t-il pas de s'étouffer avec son cordon ? Rassurez-vous : il ne respire pas dans sa poche de liquide amniotique. Par ailleurs, les vaisseaux qui transportent l'oxygène dans le cordon sont entourés par une épaisse couche de gelée protectrice.

▸ Ce que recherche l'échographiste...

• La croissance du bébé

Maintenant, le bébé pèse 1 900 grammes et mesure 42 centimètres. Même si ses organes fonctionnent quasiment en circuit fermé, il n'a pas fini sa croissance. Là encore, il faut vérifier qu'il se développe bien. En cas de croissance insuffisante, des analyses et des examens complémentaires peuvent être demandés pour diagnostiquer la cause et envisager un traitement. La maman peut aussi, le cas échéant, se voir conseiller du repos afin de donner toutes ses chances au bébé de grandir et de grossir.

Un poids et une taille au-dessus de la moyenne constituent également un signal d'appel. Si les parents sont très grands et s'ils sont nés avec un poids de naissance important, il n'y a guère de raison de s'inquiéter. En revanche, si le bébé dépasse la limite supérieure de poids acceptable, le médecin suspectera un diabète gestationnel (apparaissant en cours de grossesse) qui obligera la maman à être suivie de près. Mais il nous est toujours impossible de « peser » ou de « mesurer » ce bébé : il ne s'agit que d'approximations échographiques.

• **Le contrôle du placenta**

L'échographiste vérifie sa position. En effet, s'il est normal que le placenta se place dans la partie inférieure de l'utérus au début de la grossesse, plus le terme avance, plus il doit s'être positionné en hauteur. Un placenta bas inséré (ou prævia), c'est-à-dire près du col ou sur le col, est moins bien protégé. Il risque de saigner, surtout pendant les contractions. Une césarienne peut alors être nécessaire pour éviter une hémorragie importante. Enfin, on apprécie sa maturité, qui augmente à l'approche du terme.

• **Les malformations évolutives**

L'examen minutieux des organes vitaux (cœur, rein, cerveau, tube digestif) permet de déceler des anomalies tardives, passées inaperçues jusque-là. À ce stade, on dépiste 28 % de malformations cardio-vasculaires, 28 % de malformations du système nerveux, et des anomalies urologiques et chromosomiques. Mais, encore une fois, l'échographie ne permet pas d'en déterminer la cause. D'où l'intérêt, dans ce cas, de réaliser d'autres examens.

• **La position du bébé pour l'accouchement**

Avec cette dernière échographie, on vérifie la position du bébé. S'il est en siège, un dernier contrôle avant la naissance permettra de savoir s'il est retourné. Sinon, certains praticiens l'aideront, par des manipulations précises, à bien se positionner la tête la première.

L'échographie, un outil précieux en post-terme

L'échographie sera d'un secours tout particulier passé le jour du terme, afin d'autoriser une petite attente avant de déclencher l'accouchement. Le bébé a-t-il encore assez de liquide ? Nous montre-t-il toujours des signes de bien-être ? Le placenta est-il encore assez perméable aux échanges ?

Finalement, l'échographie est ce moment privilégié où les parents vont rencontrer leur enfant. S'il est sain, les objectifs scientifiques de l'échographiste et ceux, plus affectifs, de la famille sont à l'unisson. S'il est malade, le rôle de l'échographiste ne s'arrête pas à la période du dépistage. Il doit accompagner les parents dans ce moment difficile : expliquer, rassurer si possible, contacter la personne qui suit la grossesse afin de prévoir un rendez-vous avec un médecin spécialisé dans le diagnostic prénatal.

En cas de mauvais diagnostic prénatal…

Plus de neuf fois sur dix, l'échographiste ne trouvera rien d'anormal et les parents pourront repartir chez eux des étoiles plein les yeux et des projets sans fin pour leur bébé…

Toutefois, dans une forte minorité de cas, le diagnostic anténatal n'est pas bon. Il ne doit pas être, d'emblée, synonyme d'interruption médicale (parfois dite « thérapeutique ») de grossesse, mais doit permettre l'approche la plus précise possible de la pathologie en cause. Objectif : déterminer comment prendre en charge cette grossesse, cet enfant et accompagner ces parents meurtris.

▸ DEUX SITUATIONS SONT POSSIBLES

La « suspicion » n'est pas confirmée par un échographiste référent. Les parents ont souvent très mal vécu les jours qui précèdent l'examen de contrôle. Ils doivent être rassurés, souvent à plusieurs reprises, car le doute est maintenant ancré dans leur esprit.

La « suspicion » est confirmée par l'échographiste référent. Le diagnostic de l'anomalie et son caractère isolé ou non doivent être expliqués au couple. Des examens complémentaires sont souvent nécessaires et peuvent nécessiter une attente de plusieurs jours, voire de plusieurs semaines (amniocentèse, prélèvement de sang fœtal, IRM, sérologies infectieuses). Une consultation de génétique est habituelle.

La parole émise d'emblée sera souvent déterminante pour la prise en charge de ce couple très affecté et inquiet. De la qualité de cette première annonce dépendront souvent les difficultés rencontrées pour la prise en charge diagnostique complémentaire. Un entretien avec une psychologue est souvent très utile.

Des avis spécialisés complémentaires (infectiologue, chirurgien pédiatrique, pédiatre de néonatalogie…) sont enfin habituels pour préciser la conduite à tenir. L'attitude des parents va bien sûr dépendre de la gravité de l'affection mise en évidence, mais aussi de leur désir d'accueillir cet enfant ou, au contraire, d'y renoncer.

- Il peut s'agir d'une anomalie de pronostic très sombre ou qui aboutira au décès inéluctable de l'enfant (affection dite d'une « particulière gravité et incurable au moment du diagnostic »). Les parents ont la possibilité, conformément à la législation (loi de juillet 1994), de demander une interruption de la grossesse, laquelle peut se faire à tout moment. Mais ils peuvent aussi ne pas vouloir interrompre la grossesse et décider de prendre en charge cet enfant ou de l'accompagner jusqu'à ses derniers instants. Cette dernière situation est de plus en plus fréquente.

- Il peut s'agir d'une anomalie curable ne justifiant pas de thérapeutique immédiate à la naissance. Les parents ont été préparés à la naissance de cet enfant et aborderont sa prise en charge avec plus de sérénité, de confiance.

- Il peut s'agir d'une anomalie qui va poser un très gros problème dès la naissance et qui doit être prise en charge immédiatement par une équipe hyperspécialisée (chirurgie cardiaque, pulmonaire ou digestive...). Le lieu de naissance doit être bien choisi à l'avance, les équipes sont informées et préparées afin de donner toutes ses chances à l'enfant dès son arrivée. La naissance dans une maternité de niveau 3 évite souvent un transfert préjudiciable à l'enfant après la naissance, permettant ainsi la non-séparation brutale entre la mère et le nouveau-né.

• Enfin, on peut avoir dépisté des anomalies nécessitant un traitement avant la naissance :
– traitement d'une anémie fœtale grave par transfusion in utero ;
– traitement du fœtus par administration de médicaments chez la mère (toxoplasmose, trouble du rythme cardiaque).

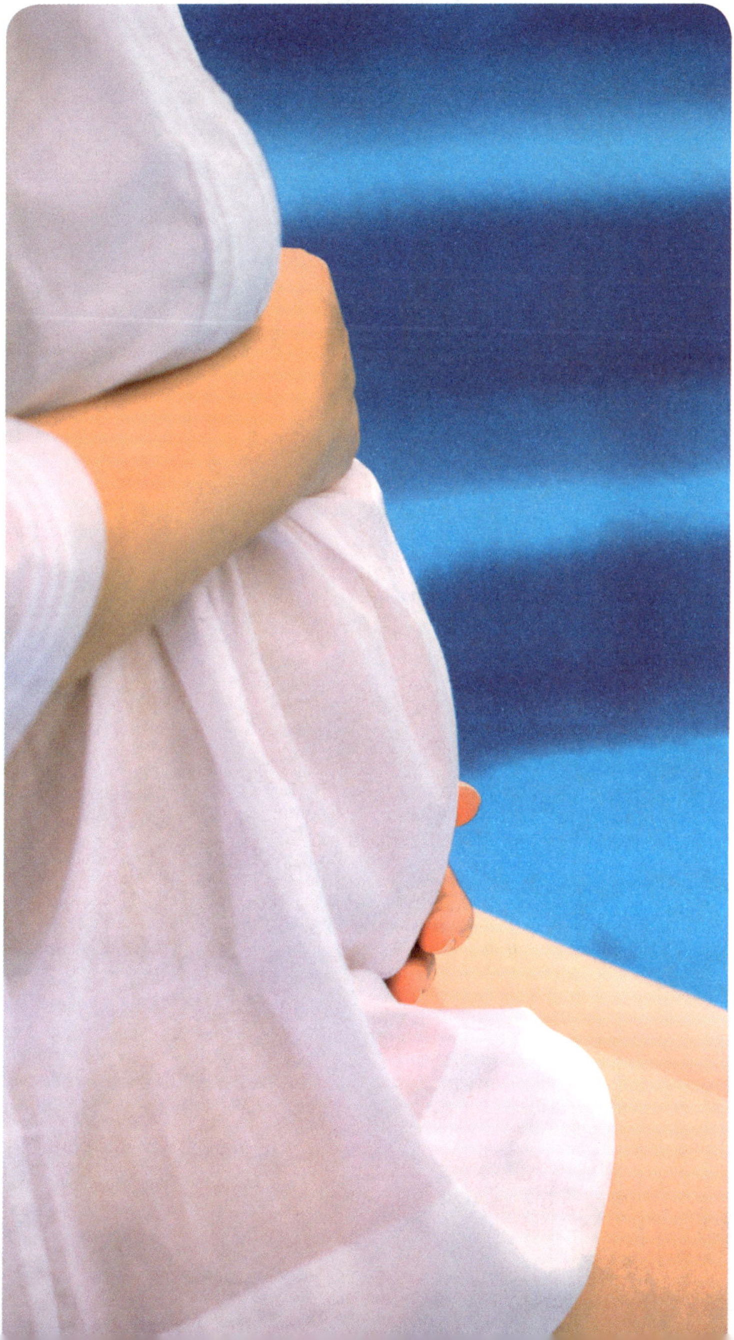

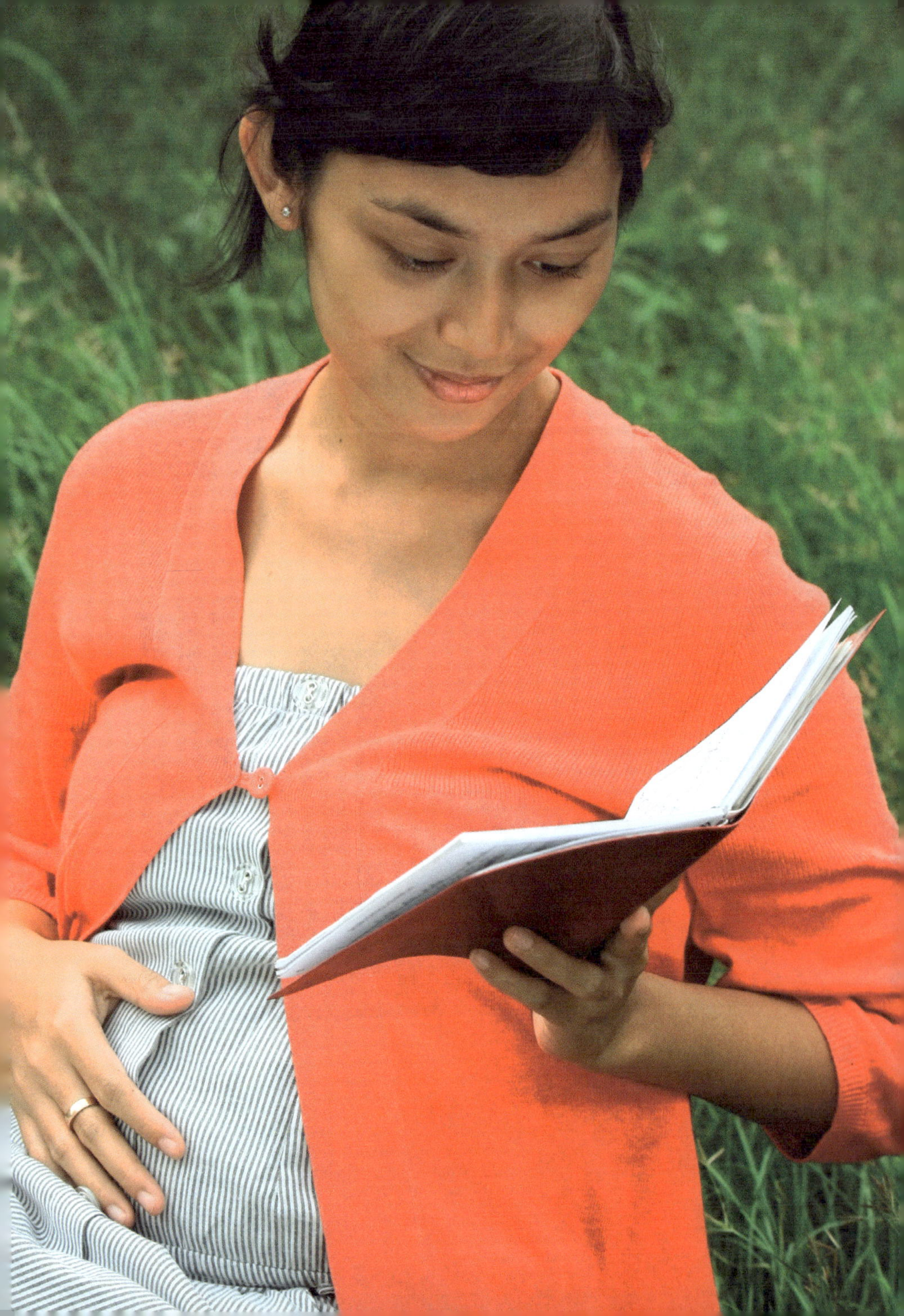

Du quatrième au neuvième mois

Par Georges Horyn, gynécologue obstétricien

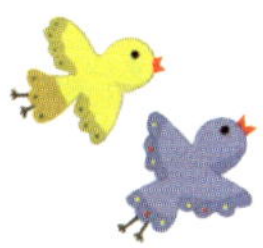

Le premier trimestre, avec ses petits tracas physiques et ses incertitudes, est passé. Votre bébé grandit et grossit, lentement mais sûrement. Lors de ces deuxième et troisième trimestres, vous allez devoir vous plier à une série de visites mensuelles et aussi à certains examens obligatoires, pour vérifier le bon déroulement de votre grossesse. Et au cours du 9e mois, être attentive aux signes d'alerte annonçant un accouchement imminent...

4e MOIS

Votre bébé

C'est au cours de ce mois que vous pouvez commencer à sentir le bébé bouger. Un moment bien entendu très émouvant et particulièrement attendu, mais votre bébé s'agite déjà depuis longtemps ! À présent, les organes sexuels se différencient, alors qu'au troisième mois de grossesse, ils se ressemblent encore. Son corps commence à se couvrir d'un fin duvet : c'est le lanugo. Il sera plus ou moins important selon les bébés. Les cheveux commencent à apparaître. Les différents organes du fœtus poursuivent leur développement. Son cœur bat environ deux fois plus vite que le vôtre.

Rendez-vous

Deuxième consultation obligatoire. Le praticien de la naissance continue son suivi. Pour cela, il reprend (et reprendra chaque mois) les éléments principaux : évolution de la prise de poids, tension artérielle, développement de l'utérus. Il écoute le cœur du bébé et vérifie l'absence de signes anormaux : contractions utérines, perte de sang ou de liquide, forts maux de tête, jambes qui enflent anormalement, diminution des mouvements du bébé.

Examens complémentaires

Pour les femmes non immunisées contre la rubéole et/ou la toxoplasmose, une nouvelle prise de sang est effectuée. Une analyse d'urine permettra de vérifier l'absence de sucre, d'albumine et de nitrites dans les urines (présence évocatrice d'infection urinaire).

Démarches administratives

Rien de particulier.

L'entretien prénatal précoce individuel ou en couple (« entretien du quatrième mois »)

La préparation à la naissance évolue. Avant la péridurale, elle avait pour principal objectif la prise en charge de la douleur. Aujourd'hui, elle se recentre sur un accompagnement global pour vous-même et pour votre couple, avec votre participation active. Il est bénéfique que cet accompagnement débute le plus tôt possible dans la grossesse. Dès le premier trimestre, il vous est proposé un « entretien précoce individuel ou en couple ». Libre à vous de le réaliser dès cette date ou plus tard.
Cet entretien fait partie de la préparation classique à la naissance (huit séances sont prises en charge), dont l'objectif est d'améliorer vos compétences en matière de santé et de vous aider à devenir parents. Il s'agit, par exemple, de vous sécuriser dans cette période importante de votre vie, de vous donner confiance, de vous apprendre comment s'alimente un nouveau-né, de vous aider à réussir l'allaitement si vous le choisissez…
Par ailleurs, pour l'équipe qui vous suit, il s'agit de détecter au plus tôt une éventuelle situation de vulnérabilité (sociale et/ou psychologique), afin de mettre en œuvre les dispositifs d'aide et d'accompagnement nécessaires. Certains troubles de la relation mère-enfant peuvent en effet être évités par une attention précoce portée à la femme enceinte, par l'activation d'un réseau de professionnels autour de la femme et du couple et par la cohérence d'un suivi. Après la naissance du bébé, cela peut se prolonger par des interventions à domicile, notamment pour prévenir la dépression du post-partum.

5e MOIS

Votre bébé

Le fœtus continue à se développer. Les cinq doigts et orteils sont bien individualisés. Les ongles commencent à se former. Les os du squelette grandissent.

Ses cinq sens se développent de plus en plus et commencent déjà à fonctionner pour certains. Le goût et l'odorat « se mettent en route » assez tôt. Les odeurs et les saveurs liées à l'alimentation maternelle passent ensuite, via le système sanguin de la mère, dans le liquide amniotique et dans le sang du bébé. Il peut à la fois inhaler le liquide amniotique et en avaler. Au cinquième mois, il est fort probable qu'il puisse déjà percevoir des bruits. L'ébauche de l'oreille apparaît dès la huitième semaine.

Au cours de ce mois, le fœtus grandit beaucoup. Il atteint maintenant 23 cm et pèse près de 500 grammes. Jusqu'à la naissance, son poids va se multiplier par six, et sa taille par deux. Il va donc gagner 2,5 kg, voire plus.

Rendez-vous

Troisième consultation obligatoire. Le praticien vérifie les mêmes éléments (évolution du poids, tension, hauteur utérine, signes anormaux, bien-être du bébé...).

Examens complémentaires

Si vous n'êtes pas immunisée contre la toxoplasmose, on vous prescrira une prise de sang. Si votre rhésus est négatif, vous aurez une vérification de l'absence d'agglutinines irrégulières. L'analyse des urines permet de vérifier l'absence de sucre, d'albumine, de nitrites. C'est aussi le moment de la deuxième échographie, entre la 22e et la 24e semaine d'aménorrhée. C'est l'échographie dite

« morphologique », extrêmement importante car elle va permettre de vérifier qu'il n'y a pas de malformations, et que le bébé grandit bien.

Démarches administratives

Renseignez-vous auprès de votre caisse d'allocations familiales pour connaître les aides auxquelles vous pouvez avoir droit : allocations (parent isolé ou Paje, par exemple), aide ménagère...

6e MOIS

Votre bébé

Le fœtus continue son développement, et ses organes poursuivent leur maturation anatomique et physiologique. Les glandes endocriniennes, le tube digestif, l'appareil neurologique et cardiovasculaire gagnent en autonomie.

Votre bébé pèse maintenant près de 700 grammes. Son système nerveux continue à se développer. Certains nerfs commencent à s'entourer de myéline, une substance graisseuse indispensable à la bonne conduction de l'influx nerveux. Il atteint la taille de 31 cm. Ses mouvements sont désormais assez importants, et vous avez l'impression qu'il s'agite beaucoup par moments...

Le développement de ses organes sensoriels se poursuit également. Dans son environnement liquidien, il perçoit bien les sons autour de lui, les battements de votre cœur et le bruit de vos intestins, votre voix, mais aussi des sons extérieurs.

Rendez-vous

Quatrième consultation obligatoire. Vérification des éléments cliniques (voir plus haut).

Examens complémentaires

Toxoplasmose et urines : même processus que le mois précédent. On vérifie par la même occasion la numération formule sanguine, afin de détecter une éventuelle anémie. L'absence d'hépatite B est également vérifiée.

La recherche de diabète : elle se fait habituellement au sixième mois, surtout dans certaines circonstances particulières (femme de plus de 35 ans, antécédent familial de diabète, surpoids, prise de poids anormale, antécédent de gros bébé). L'examen consiste en trois prises de sang : la première à jeun, puis une heure et deux heures après l'ingestion de 75 grammes de sucre.

Démarches administratives

Si elle n'est toujours pas faite, l'inscription en maternité est une priorité.

À compter du sixième mois de grossesse, vous êtes prise en charge à 100 % par la Sécurité sociale.

7e MOIS

Votre bébé

Son poids est d'environ 1,5 kg pour une taille de 40 cm. Cela signifie qu'en l'espace de quelques semaines, le poids de votre futur bébé va être multiplié par deux environ. Ses différents organes se développent, leurs fonctions se précisent tous les jours, notamment le cerveau (protégé dans la boîte crânienne qui n'est pas entièrement fermée), les poumons et le système vasculaire. Ses yeux sont fermés, mais ses paupières sont sur le point de s'ouvrir. Il ne perçoit pas grand-chose dans un environnement plutôt sombre.

Rendez-vous

Cinquième des sept consultations obligatoires. Vérification des éléments cliniques (voir plus haut). A priori, le suivi s'effectue désormais dans la maternité où vous avez prévu d'accoucher.

Examens complémentaires

Toxoplasmose et urines : même processus que le mois précédent.

Démarches administratives

Pour les couples non mariés, une reconnaissance de l'enfant peut être faite avant la naissance afin de sauvegarder les droits du père. Cette démarche simple s'effectue en mairie.

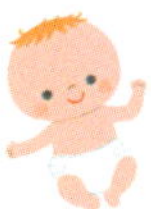

8e MOIS

Votre bébé

C'est souvent au cours de ce mois que le fœtus se retourne et prend la position qu'il aura lors de l'accouchement. Tous ses organes sont en place. Il lui reste surtout à gagner du poids et de la force. Il en aura besoin au moment de sa naissance et une fois dehors ! À partir de maintenant, il va vite grossir, gagnant environ 20 à 30 grammes par jour. Son cœur a pratiquement sa forme définitive. Mais la circulation cardiaque se fait au moyen d'une communication entre les deux oreillettes qui se fermera après la naissance. Votre futur bébé est presque prêt à naître. Certains de ses organes fonctionnent pratiquement normalement, d'autres devront attendre quelques semaines, même après la naissance, pour achever leur maturation.

Rendez-vous

C'est l'avant-dernière consultation obligatoire avant la naissance.

Elle répond aux mêmes impératifs que les précédentes. Le professionnel de santé vérifie aussi que la présentation du bébé est bonne et que la taille et la forme de votre bassin sont correctes pour un accouchement par voie basse. À l'issue de cette consultation, il vous orientera vers la consultation préanesthésique. Celle-ci sert à évaluer les facteurs de risques anesthésiques et à faire le point sur votre désir de bénéficier ou pas d'une péridurale.

Examens complémentaires

La troisième échographie doit être réalisée entre la 32e et la 34e semaine d'aménorrhée. Elle permet de contrôler la position du bébé, sa bonne croissance et l'absence d'anomalie.

Pour celles dont le rhésus n'a pas été établi en deux examens successifs, une prise de sang est prescrite pour déterminer le groupe sanguin.

Toxoplasmose et urines : même processus que le mois précédent.

En outre, vous vous verrez systématiquement proposer un prélèvement vaginal avec recherche de streptocoque B, à réaliser entre la 35e et la 38e semaine d'aménorrhée. En cas de présence du streptocoque B, une stratégie thérapeutique sera mise en place au moment de l'accouchement.

Démarches administratives

C'est le mois où commence le congé maternité des femmes salariées (six semaines avant la date théorique d'accouchement). Mettez à profit cette période pour vous reposer, suivre les cours de préparation à la naissance et trouver un mode de garde pour l'enfant à naître.

Préparez votre valise pour la maternité

C'est le moment de préparer votre valise. Elle doit contenir les effets nécessaires pour la salle de naissance (tee-shirt pour vous, premiers vêtements pour le bébé, gigoteuse...) et des affaires pour la durée du séjour. La maternité fournit généralement une liste de ce qu'il faut prévoir. Dans cette valise doivent être également regroupés les différents papiers nécessaires : carte d'identité, livret de famille pour les femmes qui en ont un, carnet de maternité ou résumé de la grossesse, résultats d'examens sanguins, comptes rendus d'échographie...

9e MOIS

Votre bébé

Bébé continue à se développer. Il mesure en moyenne environ 48 cm et pèse presque 3 kg au début de ce mois. Ces dernières semaines, il ne va pratiquement plus grandir, mais surtout gagner du poids. Ainsi, à la fin du neuvième mois, il mesure environ 50 cm et pèse 3 à 3,5 kg. Au cours de ces dernières semaines, le duvet (lanugo) qui le recouvrait disparaît et un peu de graisse commence à s'accumuler sous sa peau. Le fœtus a de moins en moins d'espace pour bouger. Il est complètement replié sur lui-même. Il est généralement la tête en bas... Au fil des jours, il va effectuer une série de déplacements et de mouvements pour se positionner et se préparer à descendre, puis à glisser au travers de votre bassin.

Rendez-vous

C'est la dernière consultation prénatale obligatoire. Au cours de ce rendez-vous, le praticien fera le point avec vous sur les modalités possibles d'accouchement. Il s'assure une fois de plus que tout se déroule parfaitement bien pour vous comme pour votre bébé. En sortant de ce rendez-vous, vous devrez avoir en tête les consignes claires à suivre au moment où le travail commence réellement ou en cas de doute.

En fin de grossesse, les signes à surveiller

Ces signes doivent vous amener à voir votre praticien sans attendre.

Les contractions utérines

À ce stade de grossesse, il n'est pas rare que surviennent des contractions irrégulières. Elles se manifestent par des douleurs de l'ensemble de l'abdomen, tandis que l'utérus se durcit et « se met en boule ». D'abord intermittentes, brèves, irrégulières et peu intenses, elles se rapprochent, deviennent plus longues, plus régulières, plus fortes.

Les contractions se distinguent de douleurs plus banales, appelées « syndrome douloureux pelvien » ou « syndrome des ligaments ronds », plutôt situées dans le bassin ou la partie basse de l'abdomen. Des douleurs qui n'occasionnent pas de durcissement de l'utérus, augmentent lors de la marche, mais ne deviennent pas régulières.

La plupart du temps, les contractions se calment par le repos en position allongée. Si ce n'est pas le cas, elles annoncent généralement l'imminence de l'accouchement.

Les pertes de sang

Abondantes ou non, rouges brunes ou noires, elles sont un important signe d'alerte. En fin de grossesse, elles peuvent traduire le commencement du travail. Mais elles peuvent avoir d'autres causes, comme des anomalies d'insertion du placenta. Tout saignement doit conduire à une consultation.

Les douleurs abdominales

Ce sont des douleurs qui ne sont pas des contractions et ne font pas partie des douleurs banales signalées plus haut. Accompagnées ou non de sang, elles peuvent correspondre à une complication grave de la grossesse, comme l'hématome rétroplacentaire (ou décollement prématuré du placenta), surtout si leur apparition est brutale. Quelles que soient leur intensité et l'abondance des saignements (parfois absents), consultez au plus vite.

La « perte des eaux » (ou de liquide amniotique)

Les membranes qui entourent l'œuf se sont rompues. Il s'agit de l'écoulement par le vagin d'un liquide clair, parfois opalescent et d'odeur fade. Généralement continu, plus ou moins abondant, cet écoulement augmente avec les changements de position. Parfois, il peut cesser complètement (rare) ou devenir intermittent : la valeur d'alerte est la même. Ce liquide se distingue des urines qui ont une couleur et une odeur caractéristiques, des pertes banales de la grossesse qui sont peu abondantes, blanchâtres et crémeuses, et des pertes des infections vaginales (le plus souvent colorées et s'accompagnant plus ou moins d'odeurs, de brûlures, de démangeaisons).

Cet écoulement signifie que l'œuf communique avec le vagin puisque les membranes sont rompues. Votre bébé n'évolue donc plus dans un environnement stérile. Vous devez consulter dans les meilleurs délais.

La diminution des mouvements actifs de l'enfant

Leur raréfaction d'un jour à l'autre doit attirer votre attention. Elle peut avoir pour cause une souffrance fœtale.

La fièvre

Outre les maladies fébriles habituelles, la fièvre en fin de grossesse renvoie à trois causes parfois graves, pour la mère et surtout pour l'enfant : infection de l'œuf lorsque les membranes sont rompues ; infection des reins de la future maman ; maladie infectieuse particulière, heureusement peu fréquente, la listériose, qui prend volontiers l'allure d'une simple grippe. Ne considérez jamais une fièvre comme anodine.

Les signes graves de pré-éclampsie

La pré-éclampsie est une hypertension artérielle potentiellement très grave pour la mère comme pour le bébé à naître. Les symptômes suivants, isolés ou associés, doivent vous mettre la puce à l'oreille : maux de tête ; vision floue ; « mouches volantes » inhabituelles ; cécité subite et temporaire (« comme l'électricité qui s'éteint ») ; éclairs devant les yeux ; sifflements ou bourdonnements dans les oreilles ; douleur (souvent en barre) au creux de l'estomac ; prise de poids brutale ; œdèmes soudains du visage, des doigts (vos bagues vous serrent) ou du corps (vos sous-vêtements laissent des marques).

Ces symptômes peuvent survenir non seulement chez une femme qui sait qu'elle a une tension trop élevée ou de l'albumine dans les urines, mais aussi chez une autre qui n'avait aucun de ces signes auparavant. Il faut consulter dans les meilleurs délais.

Les brûlures en urinant

Elles peuvent correspondre à une infection urinaire et il ne faut pas les négliger.

Autour de la date...

Par Willy Belhassen, sage-femme

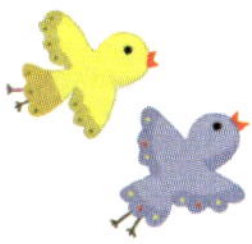

Quand bébé va-t-il naître ? Voilà un sujet qui préoccupe bien souvent non seulement les parents en devenir, mais aussi tout l'entourage, proche ou non. À commencer par l'environnement médical lui-même...

Dans l'espèce humaine, la grossesse dure neuf mois, ce qui signifie très simplement que, si tout est normal, le bébé va naître le jour du terme, probablement deux ou trois jours avant ou après, éventuellement dans les dix jours qui précèdent ou dans la semaine qui suit. Il arrive que le bébé apparaisse plus tôt ou plus tard que ces dates, mais c'est beaucoup moins fréquent.

À partir de quel terme parle-t-on de prématurité ?

Si le bébé est viable et naît avant 37 semaines d'aménorrhée (SA), il sera prématuré. Cela signifie que, pour lui, l'adaptation à la vie aérienne risque de poser des problèmes, notamment du fait de son système respiratoire qui n'est pas encore suffisamment mature. Cela peut nécessiter l'utilisation de techniques assez lourdes (respirateur artificiel, perfusion...) pour une durée variable, avec une hospitalisation dans une unité de soins intensifs le plus souvent. Même si la prise en charge médicale des prématurés a fait des progrès immenses ces trente dernières années, la prématurité reste un fléau en France. Elle peut être le résultat d'une pathologie mais, trop souvent, elle est liée à un surmenage de la femme enceinte...

Mon bébé est né à 8 mois, est-il vraiment « fini » ?

Bien sûr ! Sitôt que le bébé a franchi le cap des 37 SA, il n'est plus considéré comme prématuré, car il est pleinement viable sans assistance. Il n'y a pas de différence notable pour sa santé s'il naît à 8 mois et 1 semaine ou à 9 mois. On dit souvent : « Le dernier mois, il se fait une beauté. » Un bébé né à 9 mois peut seulement, par exemple, avoir une meilleure qualité de succion ou de plus grandes réserves de graisse (ce qui peut influer sur son rythme de sommeil).

Dépassement de terme : une surveillance rapprochée

À l'inverse, il peut arriver que le bébé ne soit pas encore né le jour prévu du terme. La ligne de conduite varie suivant les praticiens et/

ou les maternités. Certains choisiront de déclencher artificiellement l'accouchement le jour J. D'autres attendront, lorsque ce sera possible, la mise en route spontanée du travail, avec une surveillance plus importante (enregistrement du cœur du fœtus au minimum tous les deux jours, éventuellement échographie au bout de trois ou quatre jours de dépassement de terme). Si tout est normal, il est possible d'arriver à 42 SA. Bien sûr, au moindre doute sur la santé du bébé (diminution importante de ses mouvements ou de la quantité de liquide amniotique...) ou si c'est votre demande, l'accouchement sera provoqué. En effet, la qualité de fonctionnement du placenta diminue plus rapidement en fin de grossesse. Comme c'est par le biais de cet organe que le bébé reçoit oxygène et nutriments, cela peut devenir assez rapidement dangereux pour lui.

Prenez patience !

Dans tous les cas, sauf raison médicale, il est urgent... d'attendre. Le jour où le travail débute spontanément sera le bon : c'est le signal que le bébé comme sa mère sont prêts. Vous aurez donc de grandes chances de pouvoir rester dans un processus le plus naturel possible !

N'oubliez pas non plus de prévenir votre entourage que la grossesse dure réellement neuf mois. Cela vous évitera de subir les messages – parfois pluriquotidiens ! – de la part de vos proches : « Comment, il n'est pas encore né ? », « Moi, c'était déjà fait... », « C'est dangereux d'attendre », « Ils font quoi, à la maternité ? », « Il va être trop gros... », etc. Même si cela part d'un bon sentiment, ces paroles pourront générer un stress bien inutile.

Filtrez les appels et optez pour un message sur votre répondeur du genre : « Eh non, bébé n'est pas encore né. Vous serez bien sûr informés dès qu'il sera là... Merci de votre appel ! » Profitez tranquillement de cette fin de grossesse avec votre compagnon : la suite arrivera bien assez vite… Et pour l'aspect médical, faites confiance à votre praticien ou à votre maternité !

J'ai une amie allemande qui a dépassé de quinze jours son terme, pourquoi n'est-ce pas possible pour moi ?

La limite admise internationalement est bien de 42 SA. Certains pays, anglo-saxons notamment (qui pratiquent aussi plus couramment que nous les modes d'accouchement alternatifs, en maisons de naissance ou à domicile), fixent le terme à 40 SA (41 SA en France). Donc, si une amie britannique, allemande ou finlandaise a accouché 2 semaines après terme, ce sera l'équivalent de 9 mois + 1 semaine, c'est-à-dire 42 SA !

Grossesse et handicap

Par Béatrice Idiard-Chamois, sage-femme

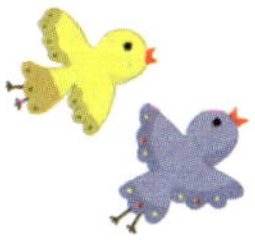

Handicapées moteur et/ou sensorielles : des mères et des femmes (presque) comme toutes les autres

Dans un pays aussi développé que le nôtre, surfant sur les dernières technologies, la grossesse chez une femme en situation de handicap entraîne encore des réticences, et ce, au sein même des personnels médicaux ou paramédicaux.

Pourtant, ces femmes n'en sont pas moins « capables » que les autres, même si ces grossesses et ces naissances nécessitent plus de préparation et de précautions, notamment dans le cas de certaines pathologies (en particulier les patientes paraplégiques ou tétraplégiques).

Malheureusement, peu de professionnels de santé sont formés aux différentes situations de handicap, et malgré la loi du 11 février 2005 sur l'égalité des chances et sur la participation à la citoyenneté des personnes handicapées, les choses évoluent lentement. Pour quelles raisons ? Peur, tabou, méconnaissance ? Une femme en fauteuil tenant un bébé dans ses bras est-elle moins capable que celle qui possède l'usage de ses deux jambes ? L'aimera-t-elle moins, s'en occupera-t-elle moins ?

Chaque situation est, bien évidemment, particulière. Les handicaps moteurs ne sont pas du même ordre que les handicaps sensoriels. Le fait que le conjoint soit également porteur d'un handicap ou non peut modifier de manière importante l'environnement de la patiente. Les adaptations à mettre en œuvre sont très différentes, par exemple, selon que la personne est sourde ou aveugle. Néanmoins, la formation des personnels et quelques adaptations simples (comme bien articuler pour permettre à la personne de lire sur les lèvres...) amélioreront grandement le vécu des patientes.

Par ailleurs, le déroulement de la grossesse n'est pas obligatoirement plus complexe du fait du handicap. Ainsi, la grossesse d'une patiente sourde ne présente pas de risque particulier. Cela peut également être le cas pour une femme atteinte d'un handicap moteur.

Un suivi adapté

Dans toutes les situations de handicap, l'anticipation est la clé de la réussite du bon déroulement de la grossesse, de l'accouchement et de l'accueil de l'enfant. Si la bonne volonté est là, il n'y a rien à craindre de la différence que présentent ces patientes.

Pour la grossesse

Pour certaines femmes, une consultation préconceptionnelle peut être nécessaire avant un engagement dans la maternité. C'est l'occasion pour elles de poser les bonnes questions, d'être conseillées dans l'aménagement de leur espace de vie, de se voir offrir de l'aide. Tout cela afin de préparer au mieux l'arrivée du bébé. Cette aide s'organisera dans le cadre d'un travail en réseau : professionnels de la pathologie, sages-femmes, gynécologue, sages-femmes libérales, puéricultrices...

S'agissant du choix de la maternité, il n'est pas nécessaire de privilégier un établissement de niveau 3, car cette classification répond à un niveau de prise en charge pédiatrique. Or, si le suivi est bien mené et contrôlé, il n'y a pas plus de risque d'accouchement prématuré ni de complications que dans la population des femmes en général.

Pour l'accouchement

Certaines pathologies nécessitent une prise en charge particulière. Par exemple, les patientes atteintes au niveau de la moelle épinière ne pourront pas accoucher par voie basse, car cela représente un risque de complication pour elles. De même, pour certaines maladies de l'œil, notamment la cataracte congénitale, s'il existe un reliquat de vision des formes ou des couleurs, les efforts de poussée sont contre-indiqués, le risque de décollement de la rétine pouvant mettre en péril ce reste de vision.

Pour les suites de couches

Après la naissance, un environnement non accessible aux femmes en situation de handicap les empêchera de s'occuper de leur bébé dans des conditions acceptables. Les personnes ressentent leur handicap avant tout par rapport à un environnement inapproprié. Si l'environnement est aménagé, elles seront tout aussi capables que les autres de pratiquer les premiers soins au bébé. Ainsi, le mobilier classique dans une maternité ne permet pas à une patiente en fauteuil d'avoir accès à la table à langer (trop haute). On peut remédier à cette difficulté en installant une table à hauteur réglable. De même, si on anticipe en prévoyant un matériel de puériculture adapté au cours de la grossesse (par exemple, pouvoir changer le bébé sur un lit moins haut que la table à langer), ces femmes se sentiront moins inquiètes.

Enfin, la question du risque de transmission du handicap peut se poser, notamment en cas de maladies héréditaires. Idéalement, cette question sera abordée en consultation préconceptionnelle, le cas échéant avec un généticien. Bien sûr, pour les patientes atteintes à la suite d'un accident, il n'y a pas de risque majoré pour l'enfant à naître.

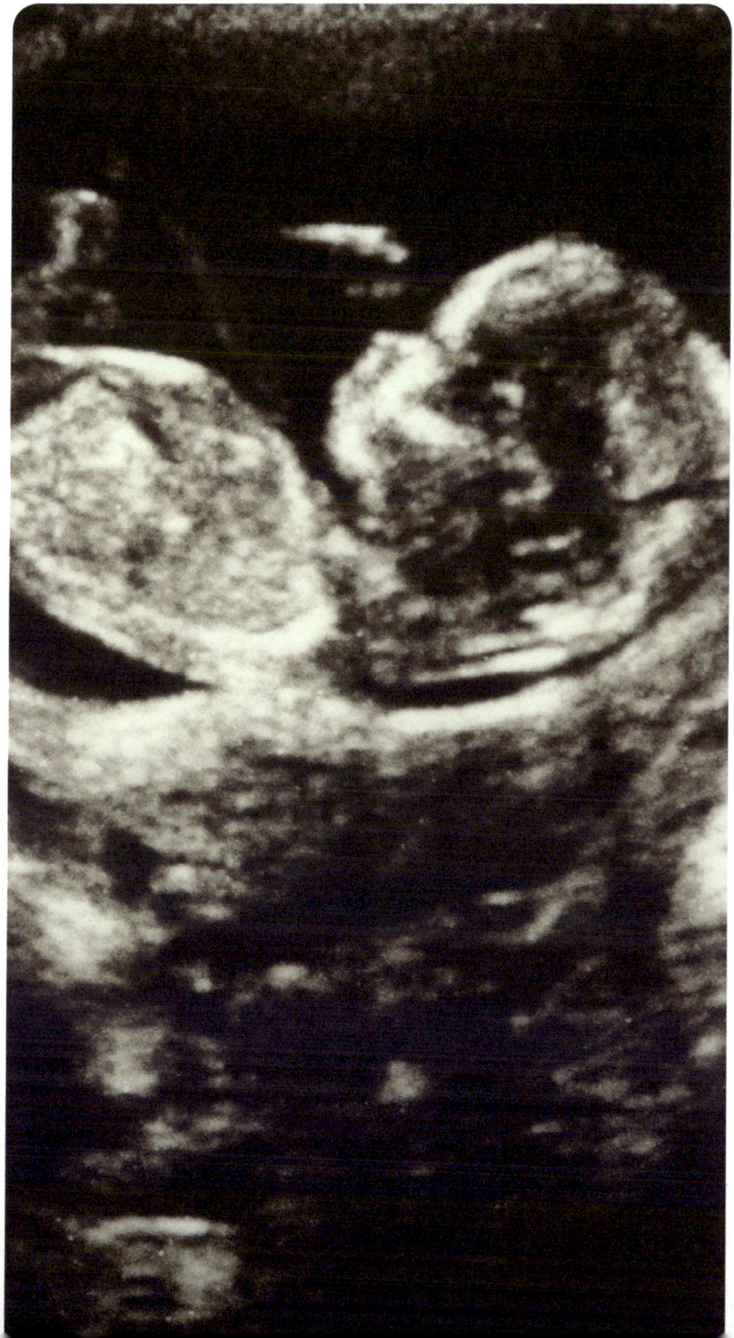

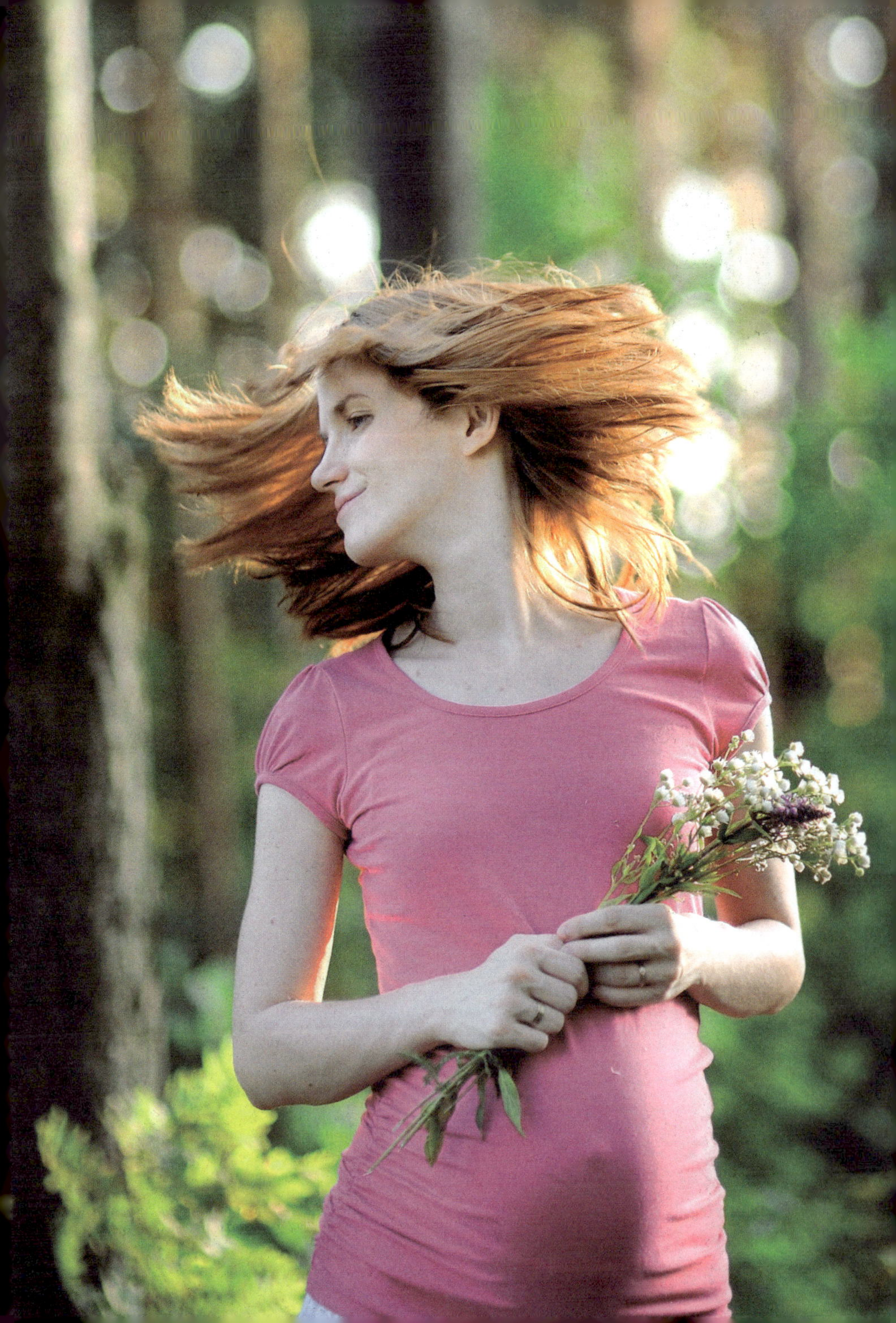

préparer la naissance

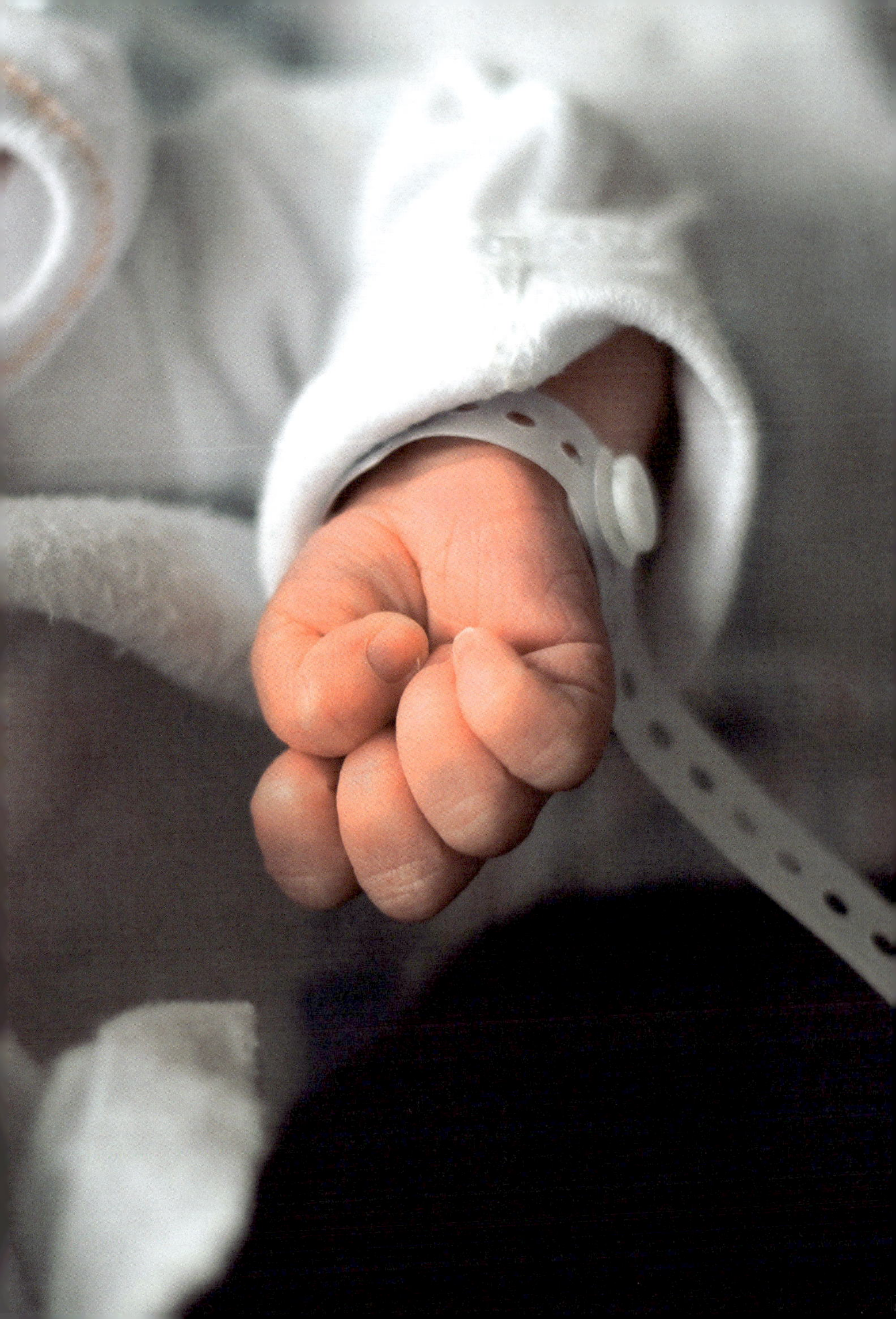

Comment choisir le lieu de son accouchement

Par Muriel André, sage-femme

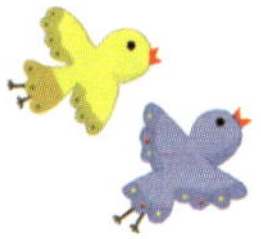

Contrairement à ce qu'on vous laissera peut-être penser, de multiples possibilités s'offrent à vous pour préparer et vivre un accouchement qui vous ressemble, dans des conditions naturelles et physiologiques.

Choisir le lieu où votre enfant va pouvoir venir au monde dans les conditions les plus physiologiques, c'est possible ! Toutefois, que vous habitiez en province ou en Île-de-France, c'est un vrai challenge qui vous attend, tant la surmédicalisation est présente en France.

Dans tous les cas de figure, il vous faudra choisir votre lieu d'accouchement sitôt votre test de grossesse avéré positif. Pour ce faire, nulle nécessité de passer par votre gynécologue : contactez directement la maternité où vous souhaitez accoucher, c'est plus pratique et plus rapide.

À l'heure actuelle, vous pouvez accoucher à l'hôpital, dans une clinique privée, mais également à votre domicile ou en pôle physiologique (parfois appelé, abusivement, « maison de naissance »).

Maternités : trois niveaux de soins

Il existe trois niveaux de soins concernant la prise en charge des femmes enceintes et des nourrissons.

Les établissements publics peuvent être de niveau 1, 2 ou 3, les cliniques privées de niveau 1 ou 2.

- **Niveau 1 :** les établissements de niveau 1 accueillent les futures mamans dont la grossesse et l'accouchement ne présentent pas de risques (grossesses dites « physiologiques », c'est-à-dire 80 % des grossesses). Ils devraient donc être les plus nombreux, car la majorité des accouchements ne nécessite aucun type de soin spécifique. Actuellement, il existe un mouvement de concentration des structures (regroupement de plusieurs établissements). Ainsi, l'activité, même en niveau 1, devenant trop importante, la prise en charge est de plus en plus technique...

- **Niveau 2 :** les maternités de niveau 2 possèdent un service de néonatalogie ou de soins intensifs néonataux, sur place ou à proximité. Elles peuvent accueillir des prématurés à partir de 33 semaines, c'est-à-dire ceux qui n'ont pas besoin d'une prise en charge lourde, notamment sur le plan respiratoire. Seules 12 % des femmes enceintes justifieraient une prise en charge dans une maternité de niveau 2.

- **Niveau 3 :** les établissements de niveau 3 disposent d'un service de réanimation néonatale et sont spécialisés dans le suivi des grossesses pathologiques (hypertension sévère, diabète...), celles dont on sait qu'elles peuvent présenter un risque pour l'enfant à naître. Ces maternités accueillent aussi les prématurés de moins de 33 semaines. 2 % des femmes enceintes justifieraient une prise en charge dans une maternité de niveau 3. Seuls votre sage-femme ou votre gynécologue obstétricien pourront qualifier votre grossesse comme étant « à risques ».

Le niveau de sécurité d'une maternité est-il proportionnel à son niveau de soins ?

Pas du tout. Les trois niveaux de maternités disposent d'un bloc obstétrical, d'un anesthésiste-réanimateur, d'un pédiatre et de sages-femmes. Vous n'avez donc aucune raison, si votre grossesse s'annonce bien, d'aller vous inscrire directement dans une maternité niveau 3. Si une complication majeure survenait en cours de grossesse, un transfert dans une maternité de niveau supérieur pourrait alors être envisagé par votre praticien dans le cadre des réseaux de périnatalité. Notons que, dans certains cas, quelques pathologies (par exemple, une hypertension modérée, un dysfonctionnement thyroïdien…) peuvent être prises en charge par l'équipe obstétricale dans les maternités de niveau 1.

Cliniques privées : comment ça marche

Les cliniques privées peuvent être à but lucratif ou non. Si elles sont à but lucratif, une partie des frais est prise en charge par la Sécurité sociale, et les dépassements d'honoraires sont remboursés par votre mutuelle en fonction de votre contrat. On doit vous remettre un devis, que vous présenterez à votre mutuelle pour savoir quel sera le montant du remboursement.

Sage-femme ou gynécologue obstétricien ?

Selon votre choix, vous pouvez vous faire suivre par une sage-femme (SF) ou un obstétricien. Les deux professionnels sont à même de suivre votre grossesse, et les modalités sont généralement les mêmes. Cependant, les consultations de sages-femmes sont souvent plus longues et permettent de répondre aux questions que vous ne manquerez pas de vous poser. Le gynécologue obstétricien sera l'interlocuteur privilégié en cas de pathologie ou de risques avérés. Dans certains établissements, ce suivi sera proposé en alternance (par exemple, consultation mensuelle avec la sage-femme et une fois par trimestre avec le gynécologue obstétricien).

Où accoucher pour une approche la plus naturelle possible ?

C'est parfois assez compliqué, mais voici comment procéder.

- **En premier lieu :** faire le tour des maternités dont on vous a dit qu'elles proposent un accouchement physiologique.

- **Comment vérifier ?** Prenez un premier rendez-vous et posez la question suivante : « Est-il possible de déambuler pendant le travail et de prendre la position que je souhaite pendant l'accouchement ? » Si la réponse est non, vos possibilités risquent d'être limitées. Tout au plus l'accueil y est-il peut-être plus humain, mais si vous n'avez pas le droit de bouger, vous pouvez avoir de sérieux doutes sur le côté « physiologique » des naissances qui y sont pratiquées...

- **N'hésitez pas à demander pourquoi.** Si la réponse ne vous semble pas cohérente, il vaudra mieux vous orienter vers une autre structure. Le fait de poser des questions est plus important qu'il n'y semble. Si l'on espère des évolutions dans les maternités, elles viendront en grande partie des questionnements que les patientes et les couples formulent. La réponse reçue vous donnera plus d'éléments avant de prendre votre décision.

Il existe quelquefois, au sein des hôpitaux, des unités dites « physiologiques ». Même si on les nomme parfois ainsi, il ne s'agit pas de « maisons de naissance ». Renseignez-vous sur le nombre d'accouchements par an que compte l'unité. Si la majorité des accouchements se fait hors de cette unité, alors l'équipe de sages-femmes est sans doute peu rodée à ce type de pratique et votre prise en charge sera très vite limitée. Il existe des hôpitaux où les femmes peuvent prendre des bains, déambuler, mais dès que les 3 cm de dilatation sont atteints, alors l'hypermédicalisation reprend le dessus (allongée sur le dos, monitoring permanent des contractions et de l'activité cardiaque du bébé, accélération du travail avec perfusion d'ocytocine, péridurale qui s'impose dès lors...).

Quels sont les critères importants pour un respect de la physiologie de l'accouchement ?

- **Vous devez pouvoir déambuler librement.** Après une période de monitorage en continu du rythme cardiaque de votre bébé, un monitorage dit « intermittent » (toutes les quinze minutes environ) doit pouvoir se faire, si tout se déroule normalement. D'autres périodes de monitorage continu peuvent être nécessaires.

Le monitoring, qu'est-ce que c'est ?

Le monitoring fœtal permet de réaliser un enregistrement du rythme cardiaque fœtal (RCF). Cet examen renseigne à la fois sur le rythme cardiaque du fœtus et sur la fréquence des contractions utérines.

- **Vous devez pouvoir choisir un mode d'analgésie** (médicaments pour supprimer la douleur) **au moment où vous le souhaitez.** Attention, dans certains cas, un monitorage en continu est requis. Par exemple, en cas de péridurale, il est parfois nécessaire de compenser la diminution des contractions. Une perfusion d'ocytocine est alors posée.

- **On doit vous laisser boire ou manger légèrement.** Une récente publication scientifique va dans ce sens[1]. Jeûner pendant le travail libère des corps cétoniques (le plus connu est l'acétone) qui non seulement fatiguent, mais semblent avoir des répercussions sur la qualité des contractions. En pratique, s'hydrater et manger permet de continuer à apporter de l'énergie à un corps pour lequel on dit que la période de travail est l'équivalent d'un marathon. Par conséquent, un apport énergétique et hydrique est nécessaire si la femme en ressent le besoin.

- **Pour pouvoir mener à bien votre projet de naissance, il faut, par ailleurs, que la sage-femme qui vous accompagne soit assez disponible.** L'idéal est qu'elle s'occupe, au maximum, de deux femmes en même temps. Une condition qui existe rarement dans les grands centres hospitaliers.

Accoucher dans l'eau, pourquoi pas ?

Certaines unités proposent une naissance dans l'eau. Renseignez-vous : là encore, c'est une pratique peu répandue en France, mais il existe quelques lieux. Allez sur le site www.accouchement-dans-leau.com. Vous y trouverez les adresses des maternités pratiquant la naissance dans l'eau. Appelez la maternité pour savoir si cette pratique est toujours d'actualité. Le plus souvent, on vous proposera de prendre un bain pendant le travail, mais vous devrez sortir de l'eau dès que vous serez prête à donner naissance à votre enfant.

---

1. M. Singata, J. Tranmer et G. M. L. Gyte, « Restricting oral fluid and food intake during labour », *Cochrane Database of Sytematic Reviews*, 2010, n° 1.

Des alternatives à la naissance en milieu hospitalier encore très limitées en France

L'accouchement à domicile

Il n'est pratiqué que par des sages-femmes libérales. L'Association nationale des sages-femmes libérales (ANSFL) possède un site Internet qui vous permettra de trouver les sages-femmes qui sont installées dans votre région et, parmi celles-là, celles qui pratiquent l'accouchement à domicile[2].

Les maisons de naissance

Il s'agit de lieux de suivi des futures mamans - des premières semaines aux suites de couches - gérés de A à Z par des sages-femmes et moins médicalisés. Cette formule, à mi-chemin entre le domicile et une structure hospitalière, n'existe toujours pas à ce jour en France. Les projets, eux, existent. Néanmoins, il est nécessaire d'obtenir une validation des pouvoirs publics avant de démarrer les expérimentations. L'évaluation sur trois à cinq ans de ces expérimentations devrait permettre de décider de la possibilité de développer, ou non, ces lieux.

---

2. www.anslf.org.

Les maisons de naissance

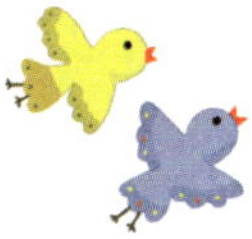

Par Francine Caumel-Dauphin, sage-femme

Depuis près de quinze ans, les maisons de naissance, présentes dans de nombreux pays occidentaux, sont au cœur du débat public en France…

Depuis 1998, le sujet des maisons de naissance (MDN) est étudié, débattu, élaboré… Sans succès jusqu'à présent. Le plan de périnatalité 2005-2007, promu par M. Douste-Blazy, envisageait une expérimentation des MDN. En octobre 2007, Mme Podeur, directrice de la DHOS (Direction de l'hospitalisation et de l'organisation des soins, à l'époque), annonçait l'ouverture « très prochaine » (en janvier 2008) d'un certain nombre de MDN. Un travail en commission avait élaboré un cahier des charges pour l'expérimentation qui nous laissait espérer une concrétisation de ce projet. Et puis… rien ! Des navettes entre Assemblée nationale et Sénat ont, de nouveau, relancé l'espoir. Las ! La dernière étape de l'aventure a été le rejet par le Conseil constitutionnel du paragraphe concerné car ne relevant pas, selon lui, de la loi qui le promulguait.

Les MDN existent, entre autres pays, aux États-Unis, au Canada, en Allemagne, en Belgique, en Suisse, en Italie. Selon la définition proposée par le Réseau européen des MDN dans les années 1990, il s'agit d'établissements sans autre équipement médical que celui utilisé par les sages-femmes. Ce sont des structures autonomes, situées en dehors d'un établissement hospitalier, qui fonctionnent sur le principe de l'accompagnement global. Elles accueillent les femmes enceintes et leur famille dans la mesure où la grossesse, l'accouchement et le post-partum restent dans le cadre de la physiologie (les MDN n'acceptent pas les grossesses dites « à risques »). Les sages-femmes en assurent la responsabilité médicale, en toute autonomie et conformément à leur compétence légale.

Les MDN ne sont pas des lieux de loisirs dans lesquels les femmes accouchent comme elles veulent, en l'absence de tout suivi médical. Les sages-femmes ont recours aux techniques connues depuis les années 1970 (en particulier l'échographie), qui permettent d'avoir une vision objective du bien-être de l'enfant in utero ; cette vision vient conforter le ressenti de la femme qui porte l'enfant. Le maître mot de la pratique dans les MDN est le respect de la physiologie. La grossesse et l'accouchement y sont considérés et traités comme des phénomènes normaux, inhérents à notre nature « mammifère ». Dans ces lieux d'accueil et de respect, la médecine prend tout son sens (« guérir parfois, soulager toujours ! ») et les femmes ne sont pas considérées comme des « utérus à pattes » que l'on va « accoucher ». L'objectif de ces structures est de créer un espace de liberté supplémentaire pour les couples qui ne refusent pas la médicalisation nécessaire, mais refusent de la subir.

À ce jour, un certain nombre de projets existent. Ils attendent tous l'aval des pouvoirs publics pour que débutent enfin l'expérimentation et l'évaluation de ces structures dans notre pays. Le Groupe Naissances est également porteur d'un tel projet.

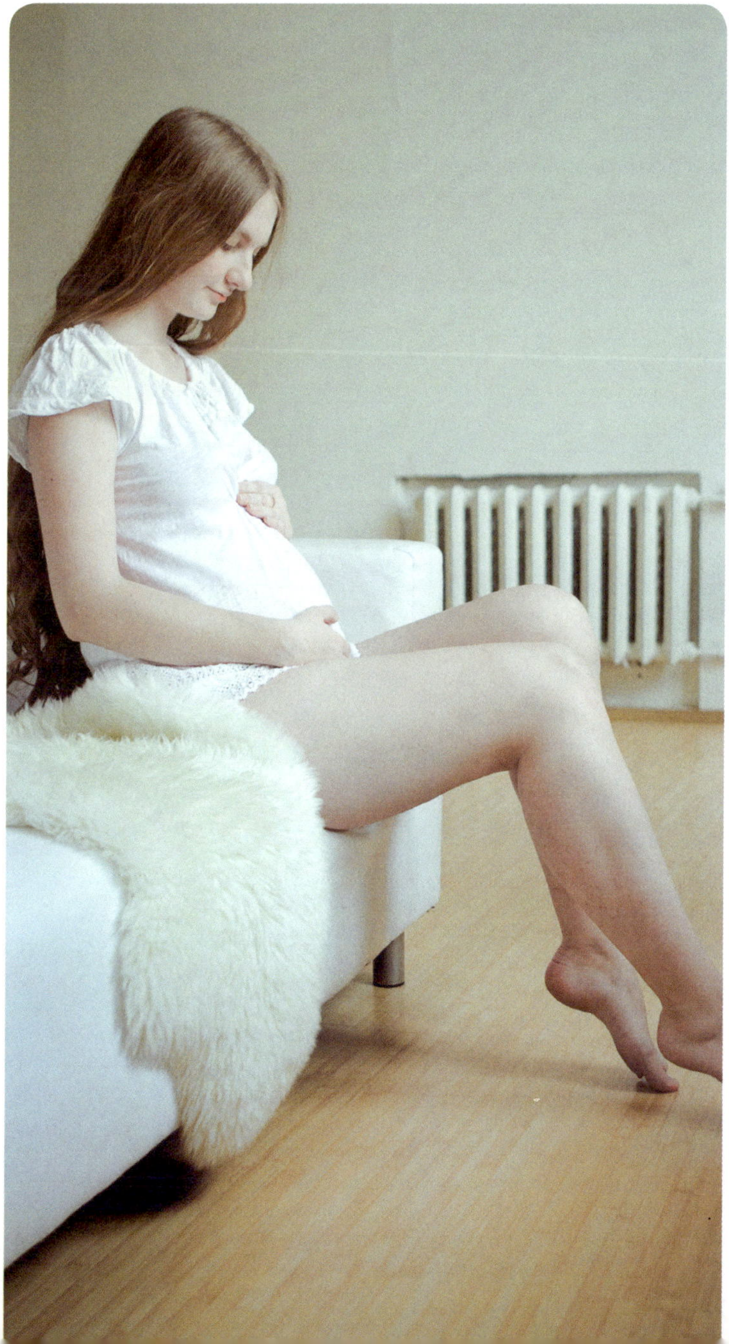

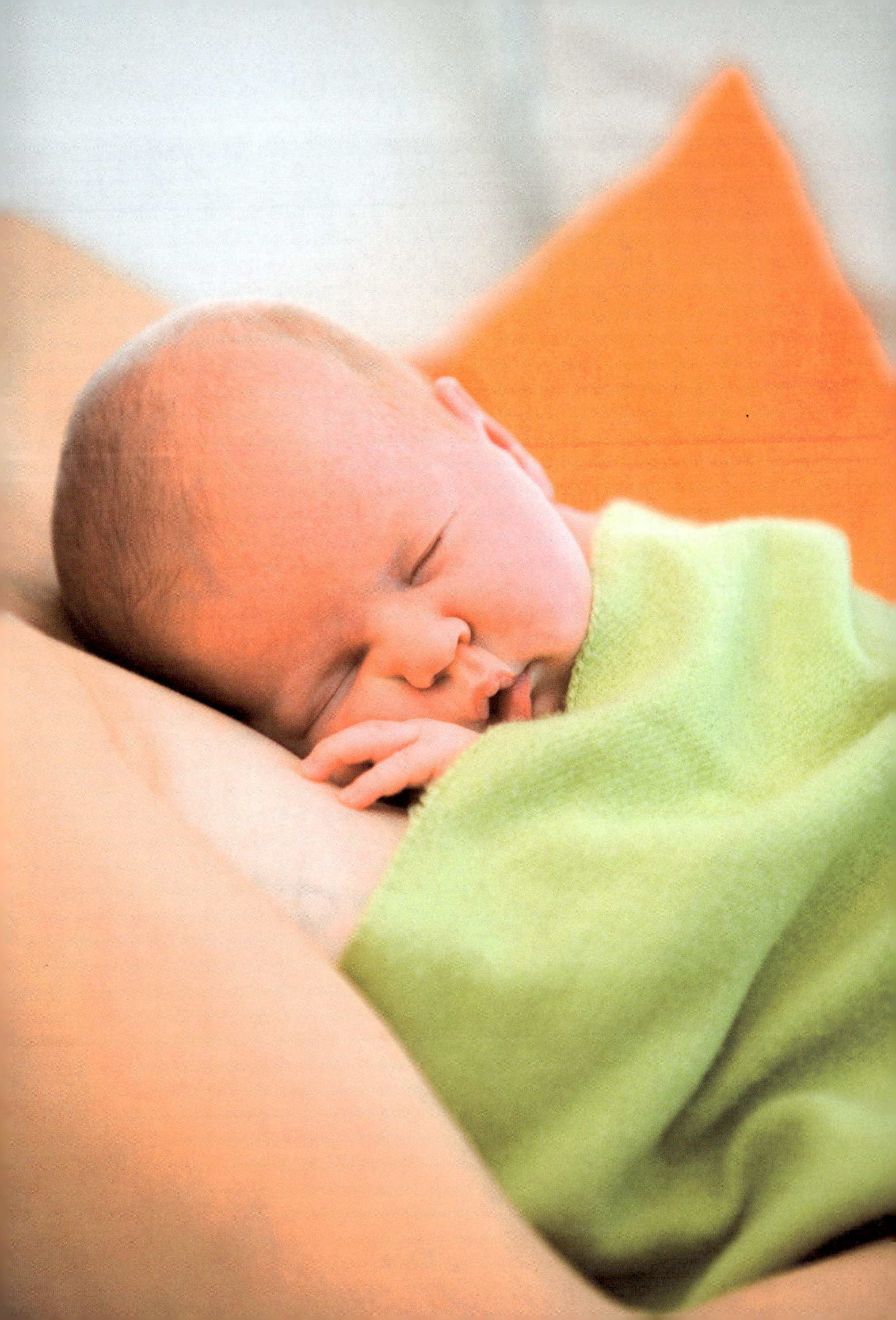

Accoucher chez soi

Par Lou-Aurélie Wrobel, psychologue clinicienne

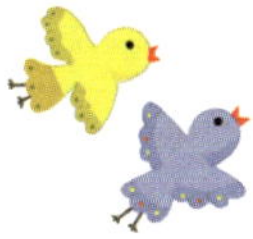

Même s'il suscite la controverse, l'accouchement à domicile (AAD) est un choix sûr, s'il est entouré des précautions indispensables. Il permet aux parents d'accueillir leur enfant dans l'intimité de leur foyer, accompagnés par une sage-femme libérale.

L'accouchement à domicile concerne, en France, 1 à 2 % des naissances par an, contrairement à certains pays voisins comme les Pays-Bas, où 30 % des femmes choisissent de mettre leur enfant au monde chez elles.

C'est donc un choix mal connu et souvent inquiétant pour l'entourage, qui le vit comme un retour en arrière et une mise en danger de la sécurité de la mère et de son bébé.

Pourtant, les études montrent que l'accouchement à domicile, tel qu'il est pratiqué aujourd'hui, n'est pas plus risqué qu'un accouchement en structure[1]. Il est souvent pour le couple le choix de l'intimité et de l'assurance du respect de son projet, dans la limite du cadre offert par l'accouchement à la maison.

Si vous choisissez d'accoucher chez vous, il vous faudra bien sûr être suivie par une sage-femme libérale qui pratique l'AAD[2]. Elle vous accompagnera durant toute votre grossesse, et au fil des mois, vous pourrez élaborer et affiner avec elle votre projet de naissance. Le lien de confiance qui se tisse entre vous, votre conjoint et la sage-femme est extrêmement important. La présence de votre compagnon et sa participation au projet sont d'ailleurs indispensables.

Tout couple peut se lancer dans un projet d'accouchement à domicile. Néanmoins, une femme qui présente des fragilités psychiques qu'elle identifie elle-même ou que la sage-femme repère au cours du suivi, comme des mouvements dépressifs importants ou des angoisses envahissantes, par exemple, sera mieux accompagnée en structure, notamment pour les suites de couches. La maternité, avec ses différents intervenants disponibles de jour comme de nuit, prêts à répondre à toutes vos questions, est un lieu plus contenant que le domicile. En effet, quelques heures après une naissance à la maison, une fois la sage-femme partie, vous restez seule avec votre compagnon et votre nourrisson.

---

1. Depuis près de vingt ans, Marsden Wagner (médecin responsable à l'OMS) a fait la démonstration que l'accouchement à domicile était sûr. Son étude rétrospective sur plus de 50 000 accouchements se retrouve dans son livre *Pursuing the Birth Machine* (ACE Graphics, 1994). Ce bilan est confirmé par de nombreuses études internationales, dont la revue de la Cochrane (base de données), en 2010. Conclusion des auteurs : les alternatives à l'hôpital augmentent les accouchements par voies naturelles, diminuent les interventions et apportent une plus grande satisfaction aux mères.

2. Des listes établies par des parents circulent sur Internet. Vous pouvez aussi contacter des associations de sages-femmes libérales, par exemple.

L'accouchement à domicile : pour les grossesses physiologiques seulement !

Les conditions d'un accouchement à la maison sont très précises. La grossesse ainsi que le début de travail doivent rester dans le cadre de la stricte physiologie : pas d'antécédent de césarienne, pas de complication de la grossesse (comme le diabète gestationnel ou l'hypertension artérielle), aucune suspicion de pathologie chez le bébé, pas de naissance par le siège ni de grossesse gémellaire.

Sitôt que vous vous mettez en travail, prévenez votre sage-femme qui convient avec vous du moment de son arrivée. Elle vous accompagnera ensuite tout au long de cette naissance et pourra, à n'importe quel moment, décider de vous faire quitter le domicile pour le plateau technique, si elle l'estime nécessaire. Chaque sage-femme a ses propres modalités de fonctionnement : certaines, comme au sein du Groupe Naissances, travaillent avec un plateau technique où elles continuent de vous accompagner de la même manière qu'à la maison ; d'autres sont obligées de passer le relais et de vous confier à une structure à laquelle elles n'ont pas accès. Renseignez-vous donc au moment où vous la choisissez.

Dans tous les cas, durant la grossesse, il vous faut effectuer les mêmes examens que pour un accouchement prévu sur un plateau technique. Quelques semaines avant le terme théorique, vous vous rendrez à la consultation d'anesthésie de la maternité dans laquelle vous vous êtes nécessairement inscrite, au cas où l'accouchement ne puisse finalement pas avoir lieu chez vous. Votre sage-femme vous guidera dans toutes ces démarches.

Choisir sa position, ses mouvements, l'atmosphère de son accouchement...

Lorsque les contractions débutent, il n'y a qu'à préparer de quoi protéger votre matelas, au cas où vous accouchiez dans votre lit. Mais rien n'est moins sûr ! À domicile, une femme est totalement libre de ses mouvements et accouche là où elle se sent le plus à même de mettre son petit au monde. Il est bien sûr impossible de recourir à la péridurale, puisque tout geste technique nécessite un transfert sur le plateau technique. Pour supporter la douleur, le bain chaud, les massages ou le ballon peuvent être de bons outils. Chaque femme décidera de ce qui lui correspond le mieux, de même qu'elle trouvera les positions qui lui conviennent. La présence attentive de la sage-femme, son expérience et son savoir-faire vous aideront à mobiliser toutes vos ressources. Si vous avez déjà des enfants, il est recommandé qu'ils soient gardés ailleurs, afin que votre compagnon puisse être totalement disponible pour vous durant le travail. De plus, l'intensité de la douleur peut être impressionnante pour un spectateur passif, a fortiori pour un enfant.

Lorsque votre bébé est né, la sage-femme procède aux quelques examens nécessaires afin de s'assurer de la bonne santé de l'enfant et de la vôtre, puis elle reste quelques heures avec vous. Après son départ, vous pouvez la joindre par téléphone si vous en ressentez le besoin. Les jours suivants, elle vient à votre domicile et assure auprès de vous les suites de couches. Il ne vous reste plus qu'à aller déclarer la naissance de votre enfant à la mairie dont vous dépendez[3] et à trouver vos repères avec ce nouveau venu...

---

3. Dans les trois jours qui suivent, impérativement.

Témoignage…

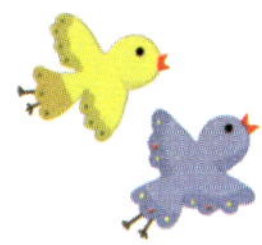

Parce que l'AAD, c'est d'abord des émotions, voici le témoignage de Sophie et d'Alexandre, heureux parents d'un bébé (Simon) né à domicile…

Le point de vue de la maman…

« 5 heures du matin. Je me réveille, prise d'une frénésie de nettoyage. À 7 h 30, je ressens les premières contractions. Je peux continuer à vaquer à mes occupations courantes en attendant l'arrivée de la sage-femme : j'habille mon fils aîné pour l'école, je fais la vaisselle, je déambule dans l'appartement. Très rapidement, les contractions se rapprochent et deviennent plus fortes. Je reste debout, en appui contre la table ou dans les bras de mon mari. Je me concentre sans parler. C'est à la fin de la période de transition que je ressens pour la première fois cet extraordinaire besoin de pousser. Je ne peux plus parler devant l'intensité non pas de la douleur, mais de mes émotions : je grogne, je suis la mère millénaire, l'animal, le mammifère. Assise sur le bord d'un fauteuil, lovée dans les bras de mon mari, je sens mon bébé qui descend. J'exulte d'être consciente de ces sensations ni violentes ni insurmontables. Grâce à l'haptonomie et en l'absence de péridurale, ces contractions ont enfin un sens. Avec calme, la sage-femme me guide, je n'ai pas peur, je perçois sa voix qui m'encourage à entourer mon bébé des mains et à le préparer à sa naissance.

« ... Et il est là, sans violence. Je m'accroupis pour la délivrance, nous commentons ces instants extraordinaires qui libèrent des flots d'émotion.

« La période postnatale prend des allures de fête ; sitôt les soins indispensables donnés, nous nous attablons tous, sage-femme, mari, accouchée (et nouveau-né), pour un copieux repas, avec café et chocolat. Je me sens si bien d'avoir accouché sans douleur, sans panique, entourée d'êtres aimants. Les visites de suites de couches de la sage-femme, qui s'espacent avec le temps, prolongent encore l'euphorie. »

... et celui du père

« J'avais plutôt bien vécu le premier accouchement. Je m'étais découvert une sorte de sang-froid de commande (pas question de faire état de mes angoisses, il s'agissait d'aider mon épouse, d'être efficace) qui m'a permis de relativiser d'emblée tout ce qui se passait et de contenir également le flot des sentiments contradictoires qui peuvent assaillir un jeune père dans de tels moments. Sitôt enfilée la blouse verte qu'on m'avait demandé de passer, je m'étais un peu transformé en « assistant du corps médical », par définition moins performant qu'un « professionnel ». Quand ma femme a évoqué son désir, pour notre deuxième enfant à venir, je n'ai pas été convaincu d'emblée. Mon souvenir du premier accouchement n'était pas si mauvais que cela. J'ai donc tenu à être présent à la première rencontre avec la sage-femme pour bien mesurer les enjeux de cette décision. J'avais également une question précise à lui poser : et le père dans tout ça ? Devant la cohérence de ses réponses à toutes nos questions, mes doutes sont tombés, et je suis sorti de ce premier entretien avec une confiance qui ne s'est pas démentie par la suite.

« Lors du deuxième accouchement, j'ai eu l'impression de vivre les choses avec une plus grande intensité. Que s'était-il passé ? Où résidait la différence ? Sans doute dans la qualité de la préparation, où j'avais la sensation que ce que je vivais de l'intérieur recoupait ce que vivait mon épouse ; l'impression de mieux ressentir ce qu'elle ressentait. Je me suis senti à ma vraie place, sans avoir à jouer un rôle, sans me sentir un intrus : élément naturel dans un processus naturel, je participais à toutes les phases du travail avec une intensité décuplée. À aucun moment je n'ai ressenti la moindre inquiétude. Après l'accouchement et les gestes médicaux nécessaires dispensés par la sage-femme, le fait de prendre un déjeuner réparateur, d'avoir un moment de calme tous ensemble restera comme un souvenir indélébile. Il m'arrive souvent depuis de m'émerveiller de ce fait si simple et si extraordinaire : pouvoir jouer avec mon fils à l'endroit précis où il est venu au monde.

« Et maintenant ?

« Recommencer... »

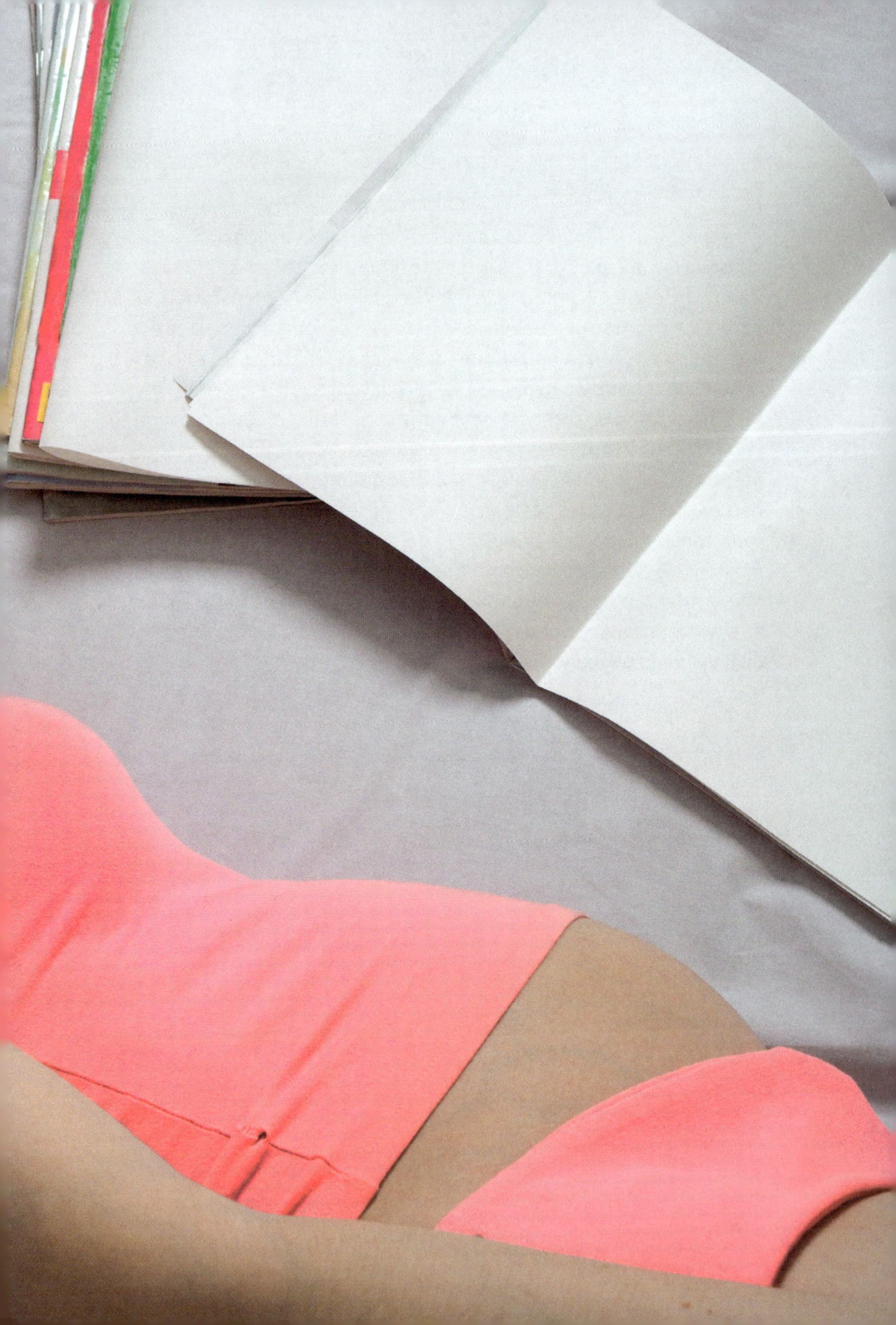

Le projet de naissance, qu'est-ce que c'est ?

Par Nathalie Picquenard-Duan, sage-femme

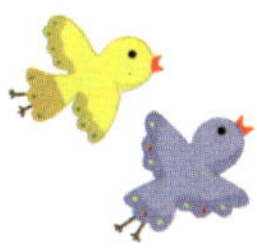

Le projet de naissance est un document qui exprime ce que vous désirez pour votre accouchement et la naissance de votre enfant. C'est une façon de formuler clairement ce que vous souhaitez ou ne souhaitez pas pour accueillir votre nouveau-né.

Rédiger un projet de naissance pendant votre grossesse présente plusieurs intérêts :

- rendre plus concret ce moment afin de mieux vous y préparer ;
- vous permettre de clarifier vos attentes pour vous-même comme pour l'équipe médicale qui vous accompagne ;
- vous donner l'opportunité et le temps de mieux connaître les pratiques autour de l'accouchement et de la naissance ;

• vous permettre d'argumenter en amont sur les attitudes qui vous sembleraient inadaptées ou abusives afin d'examiner avec l'équipe les indications, les limites et les inconvénients de ces pratiques.

Le projet de naissance, très commun outre-Manche et même encouragé par les équipes médicales anglo-saxonnes, est encore souvent mal vécu par les équipes françaises. Celles-ci, tout en déplorant l'attitude passive des « patientes » dans l'Hexagone, se sentent souvent remises en question dans leurs compétences et le crédit qu'on leur porte. Il est pourtant souhaitable que les « patientes » deviennent « actives » et que les choix thérapeutiques soient le résultat d'une collaboration entre le savoir de l'équipe soignante et le leur.

Un document précieux

L'idéal est de rédiger ce projet de naissance en plusieurs exemplaires afin d'être en mesure de le communiquer à l'ensemble des membres de l'équipe médicale. Il deviendra le support d'échange avec votre sage-femme ou votre gynécologue lors de vos rendez-vous. Vous pourrez vérifier si vos propositions sont réalisables par l'équipe qui vous accueillera. Cela vous permettra soit de mieux appréhender le cadre dans lequel pourra se dérouler votre accouchement – pour mieux vous y préparer –, soit, dans le cas où les réponses reçues ne vous satisferaient pas, de trouver une autre équipe qui répondra favorablement à vos demandes.

Le projet de naissance peut être utile pour anticiper les situations d'urgence : le jour J, quand les contractions vous auront alertée sur la mise en route du travail, ou bien si une consultation détecte un dysfonctionnement nécessitant le déclenchement du travail, ou encore si une césarienne se révèle nécessaire... Le fait d'avoir pensé par avance à ces éventualités, en précisant tout ce que vous souhaitez et les gestes que vous voudriez éviter au maximum, vous permettra de mieux vivre cette naissance, dans le respect de vos choix.

Rappelons qu'il n'y a pas de naissance « idéale » ni un seul modèle : chaque femme, chaque couple a ses propres attentes. Il convient donc de trouver et de favoriser les options qui répondront le mieux aux vôtres.

Les différents points abordés

Les conditions qui entourent le travail

Pour certaines femmes, il est indispensable que le début et le déroulement du travail soient les plus naturels possible : sans déclenchement ni accélération de principe du travail si l'enfant supporte bien celui-ci, que ce soit en ayant recours à l'ocytocine, à la rupture artificielle des membranes, à l'utilisation de forceps ou à l'épisiotomie. Pour ce qui est de ce dernier geste, la femme peut prévenir qu'il devra être réservé aux rares indications préconisées[1].

Il peut être question aussi de la liberté de mouvement et des postures tout au long du travail, voire pour la naissance du bébé. Il convient alors de préciser avec la sage-femme si l'équipe médicale utilise la déambulation au cours du travail ou bien si vous devrez rester sur le lit.

S'agissant de l'accouchement lui-même, renseignez-vous pour savoir quelles positions sont proposées (gynécologique, sur le côté, accroupie, debout, suspendue...).

1. Risque de déchirure grave du périnée, notamment en cas d'extraction instrumentale, de manœuvre obstétricale, de périnée à risques, d'état fœtal préoccupant.

Vous pouvez aussi aborder la question de l'utilisation en continu ou discontinu du monitoring pour la surveillance du rythme cardiaque fœtal. En effet, la quasi-totalité des maternités pratiquent l'enregistrement en continu. Si lors de vos déplacements on ne parvient pas à obtenir un rythme sans interruption, alors vous serez probablement « invitée » à rester allongée... La déambulation devient alors assez théorique !

La question de la boisson peut aussi être abordée. La plupart des femmes découvrent lors du travail qu'elles ne doivent pas boire pendant toute la durée de l'accouchement, pour des raisons uniquement préventives (car, en cas d'anesthésie générale, il peut s'avérer dangereux d'avoir bu ou mangé). Un état de fait qui commence à être remis en question, mais très timidement...

En cas de césarienne programmée, vous pouvez indiquer s'il est important pour vous et pour l'accueil de l'enfant que la personne qui vous accompagne soit présente à vos côtés. De plus en plus de maternités lui ouvrent les portes du bloc opératoire, même si cette tolérance est encore très minoritaire. À l'inverse, il peut être important pour vous ou votre conjoint que celui-ci n'assiste pas à une césarienne ou à une naissance par voie basse difficile... En cas d'hésitation, sachez que, dans toutes les maternités, la personne accompagnante peut choisir de sortir de la salle à tout instant.

Il est bien entendu que, en cas d'apparition de signes de difficultés chez l'enfant ou la maman, les gestes techniques, devenus nécessaires, ne seront pas refusés par la patiente.

Accoucher dans l'eau : une requête souvent délicate

Un nombre croissant de maternités possèdent une baignoire. De rares équipes acceptent l'arrivée du bébé dans l'eau : celle-ci est utilisée principalement pour le travail. Mais, là encore, les conditions peuvent varier. Ici, pas après 6 cm de dilatation pour « risque de naissance dans l'eau » ; là, pas si les membranes sont rompues. Ici, pas après la pose d'un gel pour déclenchement ; là, au contraire, on encourage le travail dans l'eau dans ce dernier cas… D'où l'intérêt d'être précise dans les questions ou les suggestions que vous ferez aux équipes : si les réponses semblent toujours une évidence pour votre interlocuteur, gardez en mémoire que ces « évidences » peuvent considérablement varier d'une équipe à l'autre !

L'accueil de l'enfant

D'autres demandes, plus courantes, concernent l'accueil de l'enfant à sa naissance. Ainsi, il peut être précisé de veiller à un éclairage modéré, tant dans la pièce où a lieu la naissance que sur le périnée de la femme. De même, il est souvent possible de sécher l'enfant dans des langes préalablement chauffés. Vous pouvez également indiquer le moment que vous choisissez pour couper le cordon et le temps pendant lequel le bébé sera laissé sur votre ventre avant de l'emmener pour l'aspiration du nez et de la gorge. Vous pouvez également demander que cette aspiration n'ait lieu que si le contexte médical l'exige, et non systématiquement, comme c'est encore très souvent le cas.

Il est également possible de prévoir dans quelles conditions seront réalisés les premiers soins faits à votre enfant. À quel moment et dans quel lieu ? Dès les premières minutes, dans les premières heures ? Près de vous ou dans une autre pièce ? Sur une table chauffante et (très) lumineuse ou dans un environnement moins agressif ? Et si jamais l'état de l'enfant nécessite des soins techniques plus importants ? Le père peut-il suivre l'enfant si vous le souhaitez tous les deux ?

Et au moment des soins que vous-même allez recevoir, où va se trouver l'enfant ? Sur vous, en couveuse, dans son berceau, en peau à peau avec son père ? Enfin, vous pouvez faire des choix à propos du premier bain : où et par qui sera-t-il donné ? En salle de naissance ? Par l'équipe ou par le papa ? Faut-il absolument baigner le bébé ? Sachez à ce sujet que le nouveau-né ne sort pas sale, mais mouillé, et qu'il a donc surtout besoin d'être séché. Et dans les heures qui suivent sa naissance, un bébé un peu perdu pourra se sentir apaisé en trouvant près de son nez sa main qui sent comme avant, et non le savon spécial de la maternité !

Les suites de couches

Quelquefois, il est aussi question des suites de couches. Vous pouvez indiquer dans votre projet si vous souhaitez particulièrement garder votre enfant près de vous sans interruption : pour les soins, les examens du pédiatre, les prises de sang, les nuits... Vous pouvez aussi demander que le père reste auprès de vous sans limitation d'horaires pour les visites, même la nuit. Mais les réglements internes des établissements sont souvent fermés à cette possibilité. Sachez enfin que le personnel de suites de couches, débordé, n'a pas souvent l'occasion de lire les projets de naissance. Il est alors beaucoup plus efficace de transmettre vos demandes aux équipes directement, le moment venu.

Les relations avec l'équipe

C'est le point le plus couramment abordé. Vous pouvez ainsi expressément insister sur l'importance d'être informée sur votre état de santé, sur les examens et traitements qui vous sont prescrits et les résultats attendus. Cela est valable pour tout ce qui vous concerne, vous-même comme votre enfant, à naître ou déjà là. Cette transmission d'information au patient est très clairement notifiée par les textes qui réglementent la profession médicale. Il est même précisé qu'on ne peut avoir recours à un examen ou un à traitement sans l'accord du patient ou de son représentant légal. Dans les pays anglo-saxons, cette information au patient est la base du fonctionnement médical. Chez nous, le relais des textes se fait souvent insuffisamment sur le terrain, sous couvert du manque de temps. De manière générale, vous sortez des consultations sans que l'on vous ait expliqué la prescription et sans avoir reçu d'interprétation des examens effectués. Si c'est le cas, vous êtes en droit de réclamer des éclaircissements sur ce qui vous concerne et ce que l'on vous propose ou prescrit.

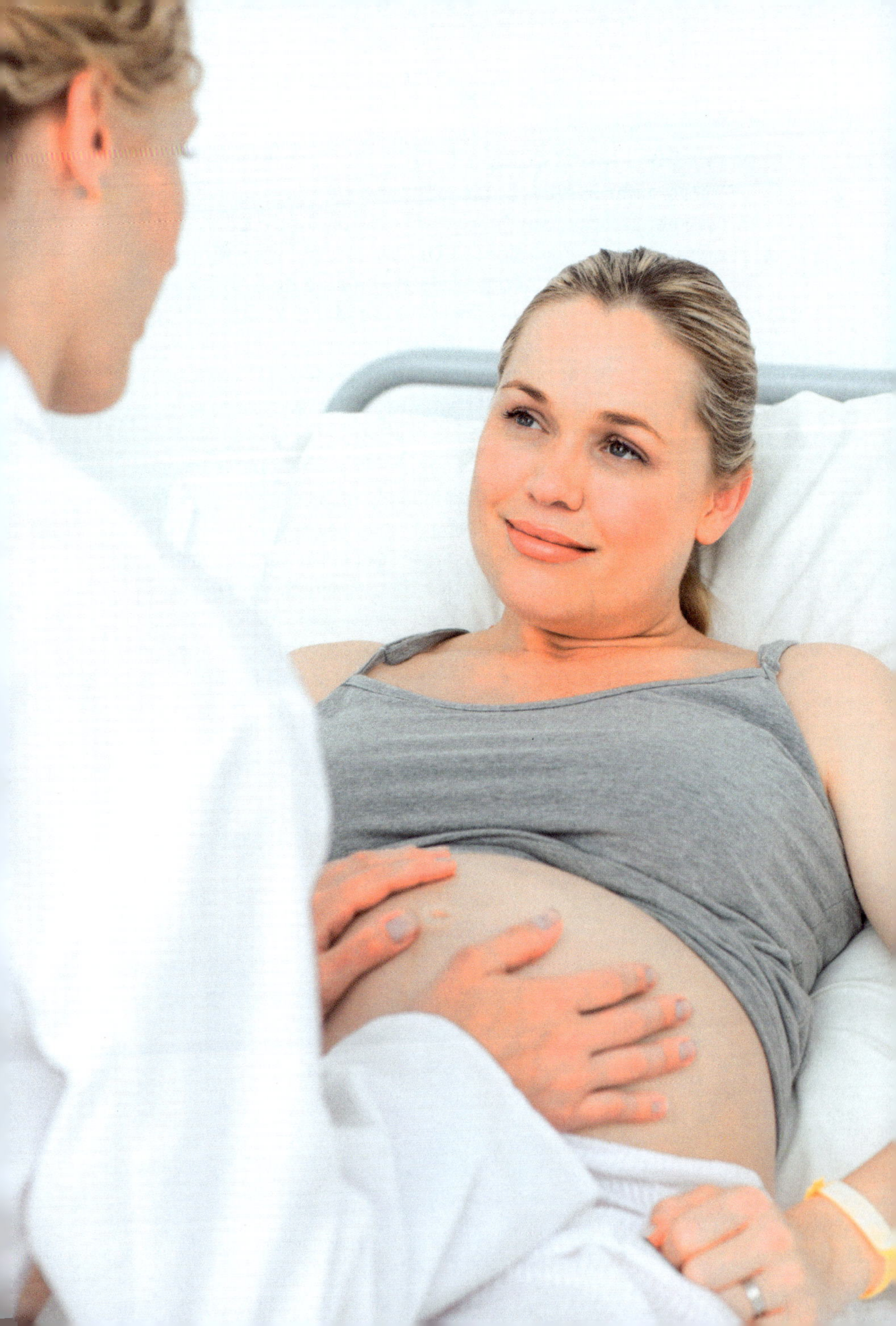

Le suivi global

Par Claude Vouillot, sage-femme

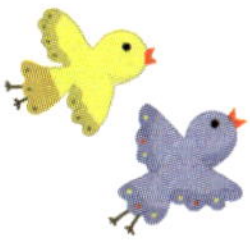

L'accompagnement global est un suivi de A à Z, du début de la grossesse aux suites de couches, de la future maman et de son bébé par une même sage-femme. L'occasion d'un échange au long court, fort et enrichissant…

L'accompagnement global (ou encore « suivi global ») est la prise en charge individualisée par une même sage-femme libérale (dite « référente ») durant toute la grossesse, l'accouchement et la période des suites de couches. La relation entre la sage-femme et les futurs parents se tissant dans le temps, une véritable relation de confiance se construit. Chaque rencontre (consultations, préparation à la naissance…) est l'occasion de mieux se connaître.

L'accompagnement global est aussi un espace de liberté sécurisé, dans lequel va pouvoir s'élaborer votre projet de naissance. Vous, femme et future maman, avec vos besoins spécifiques, vous retrouvez au centre des préoccupations de votre sage-femme. Votre « référente » vous découvre dans ce suivi, avec votre situation personnelle et la connaissance que vous avez de vous-même. Cette collaboration va lui permettre de mieux vous guider vers vos propres réponses.

Cette relation de confiance mutuelle est d'autant plus nécessaire en cas de pathologie, quand la prise en charge est beaucoup plus dirigée.

Débuter dès que possible dans la grossesse

En pratique, il est préférable que le premier contact se fasse le plus tôt possible dans la grossesse. C'est au cours de ce premier entretien que vous évoquez vos premiers désirs concernant votre projet de naissance et que la sage-femme vous décrit son rôle et ses compétences. Elle vous explique d'emblée comment la joindre, vous indique si elle travaille en équipe ou en binôme et vous décrit le fonctionnement de cette collaboration. En effet, une sage-femme ne pouvant être disponible 365 jours par an et 24 h/24, en cas d'absence il est tout à fait possible d'assurer la continuité de l'accompagnement global, dans le respect de ce qui a déjà été élaboré avec votre référente. Le temps de la grossesse vous permet de faire connaissance tranquillement avec ses collaboratrices(teurs). Votre dossier médical sera également un lien précieux de transmission d'informations.

La sage-femme, un soutien à vos côtés tout au long de ces neuf mois... et même au-delà !

Les temps de rencontre en tête à tête pendant la grossesse permettent non seulement votre suivi médical, mais aussi des échanges personnalisés sur toutes les questions que vous vous posez sur la maternité.

Dès les premiers signes du travail, votre sage-femme vous accompagne dans tout le processus d'accouchement. Avoir un praticien connu rien que pour vous, aussi longtemps que nécessaire, permet ainsi de se laisser aller dans cette découverte du processus physiologique de la naissance, en limitant ou en abandonnant ses craintes. Devant certaines situations obstétricales particulières, si votre sage-femme l'estime nécessaire, elle fera appel à d'autres collaborateurs (sages-femmes, anesthésistes, gynécologues obstétriciens ou pédiatres). Mais elle reste votre référente dans toutes les situations, afin de vous donner, en temps réel ou différé, toutes les informations nécessaires à votre compréhension. Elle vous accompagnera également durant toute la période des suites de couches, dans ces moments de découvertes et de doutes que peuvent vivre les parents avec leur nouveau-né.

L'accompagnement global vous permet donc, à vous et à votre compagnon, d'être guidés dans une prise en charge personnalisée de confiance. Et, de ce fait, d'être actifs et responsables de tous les instants de la maternité.

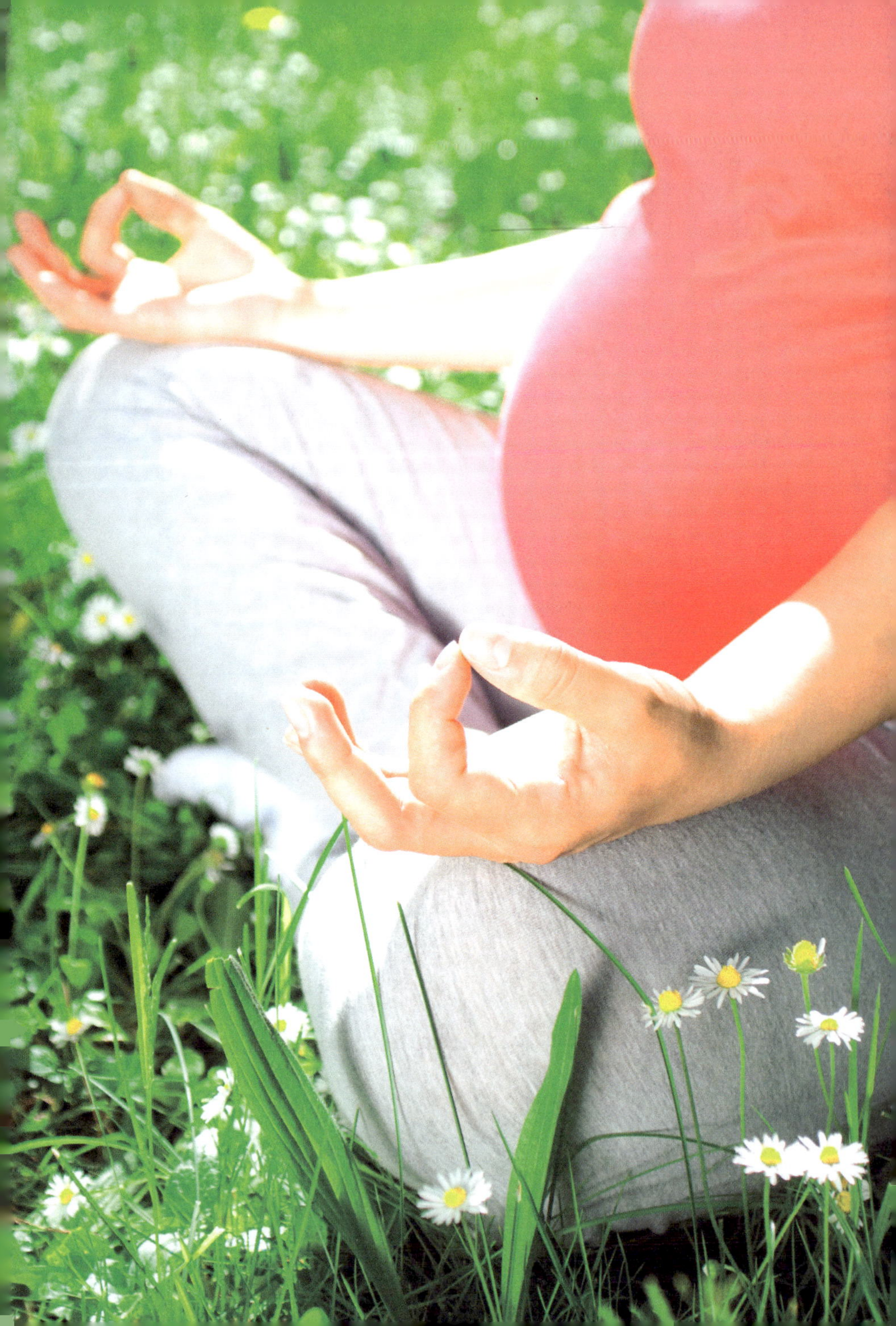

les préparations

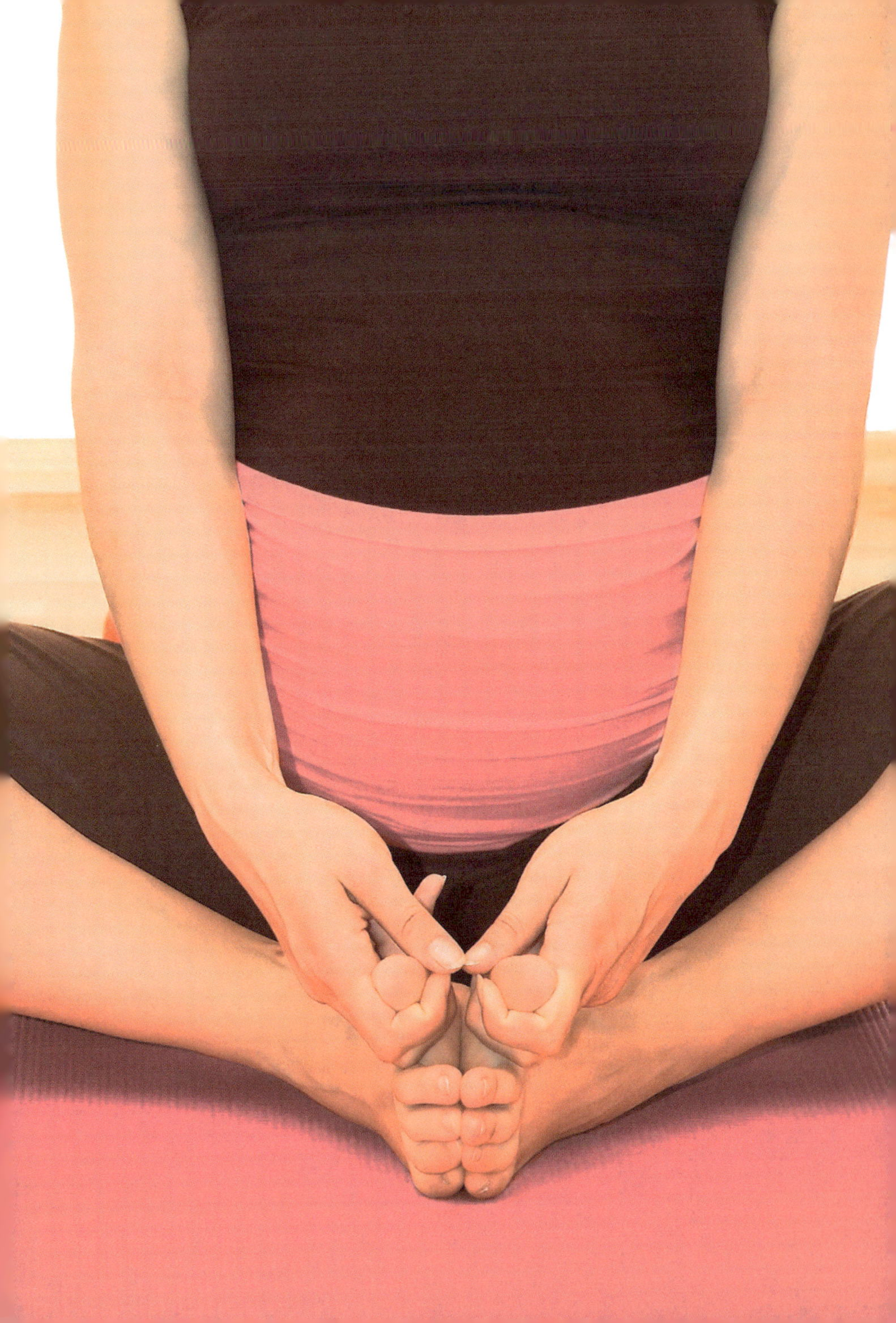

Se préparer ?

Par Willy Belhassen, sage-femme

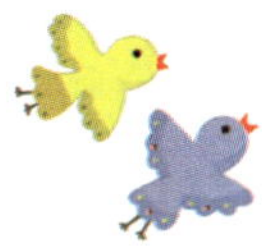

La vocation de ce chapitre n'est pas de dresser une liste exhaustive des « méthodes » de préparation à la naissance, mais simplement de vous donner des pistes, afin de vous aider à faire votre choix en toute connaissance de cause. L'important est de trouver une approche qui vous convienne et de vous y tenir. Et même si tout le monde veut vous « apprendre » à accoucher, en réalité vous n'avez rien à apprendre, vous savez déjà faire… Il faut juste vous mettre dans les meilleures conditions possibles.

Les méthodes dites « de préparation à la naissance » ou « à l'accouchement » sont nombreuses… Outre celles qui sont abordées plus loin, citons le chant prénatal, l'hypnose, la fasciathérapie[1], la méthode Feldenkrais[2], la méthode Bonapace[3] et aussi le tai-chi, le shiatsu… La liste peut être longue. Le choix d'une méthode plutôt

1. Travail sur les fascias (tissus qui enveloppent les muscles). Libère les tensions et équilibre l'organisme.
2. Capacité d'apprendre par la prise de conscience de soi dans le mouvement.
3. Technique visant à contrôler la douleur. Apprentissage en couple.

qu'une autre est très personnel. Une femme ayant l'habitude de pratiquer le yoga se tournera ainsi aisément vers des séances spécifiques pour les femmes enceintes. Mais elle pourra également vouloir profiter de sa grossesse pour expérimenter une autre approche.

Préparations « fantaisistes » : soyez vigilante !

Les séances de préparation à la naissance constituent un acte médical de prévention et, à ce titre, l'assurance-maladie prend en charge les huit séances prévues à 100 %[4]. Aucun autre professionnel que les sages-femmes et les médecins n'est habilité à proposer ces séances avec prise en charge de la collectivité. Cela dit, toute femme enceinte peut aller suivre des séances de ce qu'elle veut chez qui elle veut. Il faut juste qu'elle s'assure des compétences réelles du professionnel, et qu'elle sache qu'elle ne sera pas remboursée !

Et le jour J ?

Mis à part la situation, encore trop peu fréquente, du suivi global, la plupart du temps, le jour J, vous aurez affaire à d'autres personnes qu'au praticien qui vous aura suivie pendant votre grossesse. Il vous appartiendra alors (ou à votre compagnon) d'exposer succinctement

4. Sur la base du tarif conventionnel. Un certain nombre de préparations aux approches spécifiques sont facturées plus cher. N'hésitez pas à vous renseigner.

à la sage-femme de garde le type de préparation que vous avez choisi. Cela lui permettra de vous accompagner au mieux.

Oui, il est possible d'accoucher dans de bonnes conditions... Encore faut-il s'en donner les moyens. Faites vos choix, ne subissez pas et vous aurez beaucoup plus de chances d'avoir un vécu satisfaisant, vous, votre compagnon et votre bébé. C'est votre vie, votre histoire à tous les trois. Sauf motif médical avéré, bien sûr, ne laissez pas qui que ce soit décider pour vous.

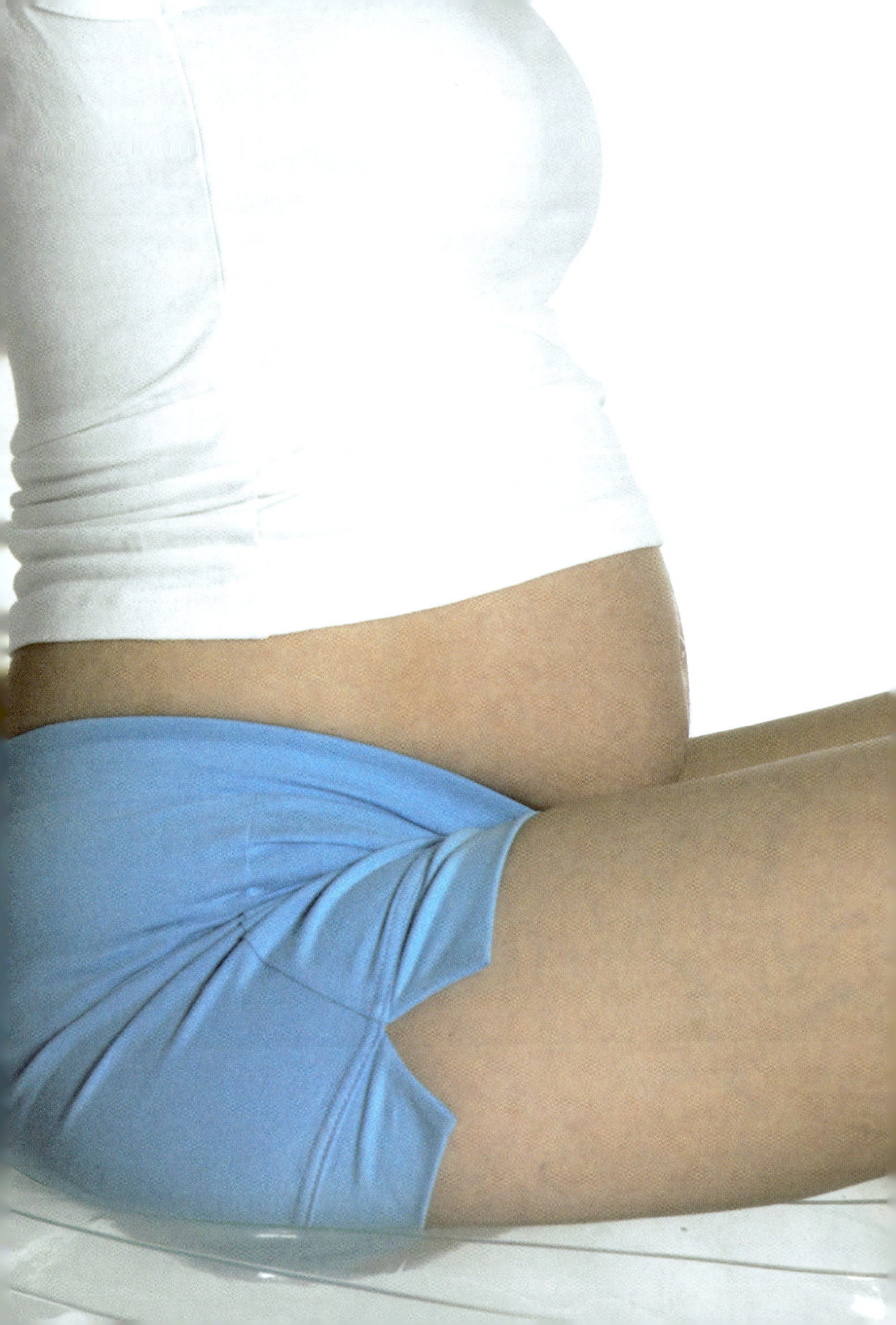

La préparation « classique »

Par Muriel André, sage-femme

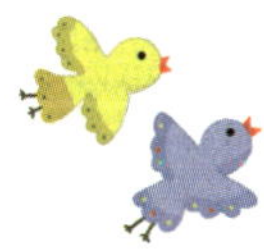

Une méthode née dans les années 1950

La préparation classique à la naissance découle de la méthode de « psychoprophylaxie obstétricale », plus communément appelée d'« accouchement sans douleur ». Une méthode en partie fondée sur le conditionnement mental, élaborée au lendemain de la Seconde Guerre mondiale en URSS par le Dr Pavlov. Cette approche, diffusée dans le monde à partir des années 1950, a été reprise en France par Fernand Lamaze, qui en améliora la technique et y adjoignit la respiration dite « du petit chien ».

Aujourd'hui, cette approche (source de déception pour de nombreuses femmes, car la douleur perdurait, hélas) n'a plus cours, notamment du fait de l'avènement de la péridurale. Elle garde seulement la forme d'un accompagnement de la mère et du couple dans leur approche de la naissance et de la parentalité. Accompagnement dont l'efficacité est difficile à mesurer, mais dont la principale richesse tient en la possibilité d'échanger. Ce qui contribue déjà à lever un certain nombre de doutes et de craintes.

Notez que la dénomination « cours de préparation » est parfois remplacée par « préparation à l'accouchement », « préparation à la naissance » ou encore « préparation à la naissance et à la parentalité ». Il convient de se souvenir que ces séances n'ont pas pour objet de vous « apprendre » à accoucher : cela, votre corps « sait » déjà le faire...

Des lieux d'échange d'informations et de dialogue informel

Les cours de préparation « classique » à la naissance ont pour objectif de vous donner des informations et de répondre à vos questions. Ils sont collectifs et donc, en général, interactifs : ils vous permettent souvent de rencontrer d'autres femmes avec lesquelles vous pourrez nouer des contacts et échanger des idées, des impressions et même quelques bonnes adresses (par exemple, où acheter votre coussin d'allaitement ou la dernière poussette révolutionnaire à un prix raisonnable...). Ces cours se déroulent soit au cabinet d'une sage-femme libérale, soit au sein de l'hôpital ou de la clinique. La Sécurité sociale en rembourse huit séances à 100 %. Vous pourrez vous y rendre en général une ou deux fois par semaine[1]. Leur durée est variable selon la sage-femme (néanmoins, la durée minimale est de 45 minutes).

On peut commencer les cours dès le quatrième mois, quelquefois plus tôt, mais une grande majorité des femmes commencent à

1. Certaines sages-femmes, peu nombreuses, se déplacent au domicile, pour des séances individuelles. Cette possibilité est généralement réservée aux femmes qui ne peuvent plus se déplacer pour raisons médicales.

6 mois de grossesse. Pour celles qui travaillent, il est quelquefois plus pratique de se lancer une fois en congé maternité.

Tous les thèmes sont abordés

Le premier cours consiste bien souvent en un entretien, individuel ou en couple, qui permet de faire le point sur vos besoins personnels et d'envisager avec vous les sujets les plus variés. Cela peut aller de votre lieu d'accouchement à votre sexualité pendant la grossesse, en passant par vos droits auprès de la caisse d'allocations familiales.

Chaque sage-femme organise ses cours différemment, mais les grands thèmes restent les mêmes : la grossesse, l'accouchement, les suites de couches, comment s'occuper de bébé, l'allaitement... et quelques exercices (relaxation, respiration...). Certaines sages-femmes incluent aussi dans leurs séances des conseils sur l'alimentation ou l'exercice physique. Dans tous les cas, les cours constituent un moment de détente ou chacun doit pouvoir s'exprimer en toute liberté.

Le fait d'être inscrite à des séances de préparation classique ne vous empêche pas de cumuler avec des préparations plus spécifiques, comme celles qui sont décrites plus loin dans ce livre.

Les futurs papas sont les bienvenus !

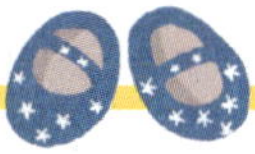

Les futurs papas sont invités à venir avec leur compagne, ce qui leur permet d'en savoir plus sur ce qui peut se passer le jour J et de poser toutes les questions qui leur viennent à l'esprit. C'est un plus qui va leur permettre de participer activement à l'aventure de la naissance.

LES PRÉPARATIONS

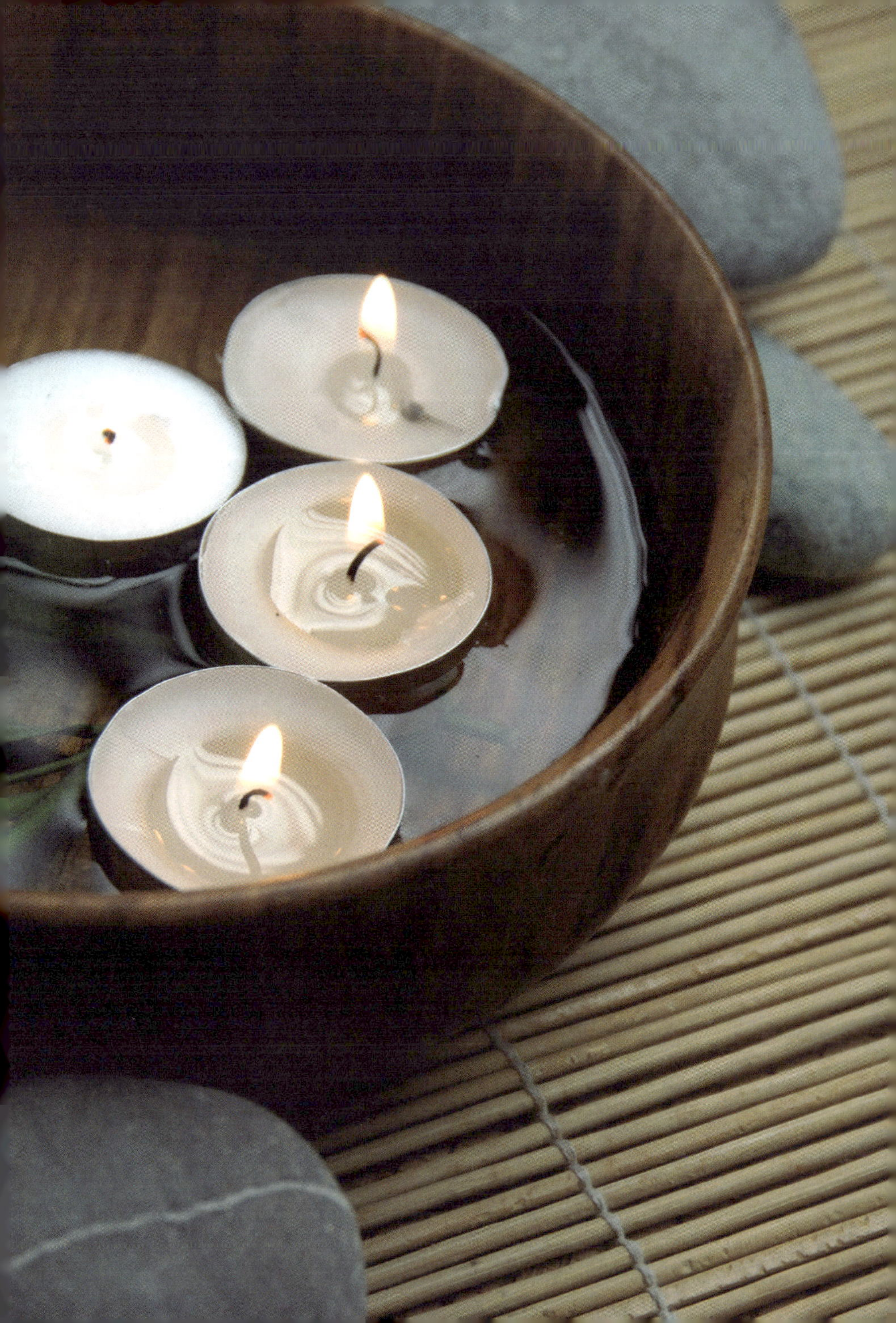

La sophrologie

Par Sylvie Eskénazi, sage-femme

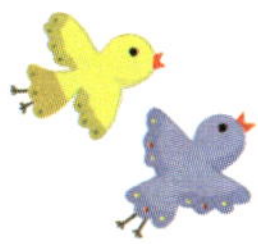

La sophrologie est particulièrement adaptée à l'amélioration des conditions de l'accouchement car elle permet à la femme d'accepter l'intensité des contractions de travail plutôt que de les subir…

Fondée en 1960 par un neurologue, le Dr Alphonso Caycedo, la sophrologie est une « étude de l'harmonisation de la conscience » (du grec *sos* « harmonie », *phren* « esprit » et *logia* « étude ») qui explore différentes voies – respiration, détente corporelle, visualisation positive – pour prendre conscience de son corps, de ses tensions. Destinée à toute personne désireuse de découvrir son corps, de développer une conscience sereine et positive, la sophrologie trouve un champ d'application particulièrement intéressant dans la préparation à la naissance.

Elle prépare à l'accueil des sensations corporelles et émotionnelles propres à la grossesse et à l'accouchement, comme pour un sportif à l'approche d'une compétition. Cette préparation aide à privilégier le lien avec le bébé, à donner un sens à la douleur de l'enfantement, ainsi qu'à préparer l'arrivée de l'enfant dans la sérénité.

La sophrologie est conseillée à partir du cinquième mois de grossesse. Chaque séance dure entre 45 minutes et 1 heure.

Une séance de sophrologie, comment ça se passe ?

Le sophrologue anime des séances individuelles, en couple ou en petits groupes, sur un rythme généralement hebdomadaire. Lorsqu'il est praticien de santé, huit séances prénatales peuvent à ce jour être prises en charge par l'assurance-maladie[1], dans le cadre des séances de préparation à l'accouchement.
Chaque entraînement d'une heure environ débute par une sophronisation ou « lecture » du corps de la tête aux pieds, proposée les yeux fermés et dans une position confortable (la personne est le plus souvent assise ou allongée, parfois debout). La femme enceinte est menée progressivement à un relâchement musculaire propice à l'abaissement de son état de conscience. Viennent ensuite une série d'exercices spécifiques : statiques ou dynamiques, de respiration, de concentration sur l'instant présent et ses bienfaits, de visualisations positives, etc. L'entraînement se termine par des mouvements doux, avant d'ouvrir les yeux pour reprendre tranquillement le cours de la journée.
Les séances de groupe, lorsqu'elles sont animées par une sage-femme, seront aussi l'occasion de pratiquer un travail corporel adapté à la grossesse et de se familiariser avec les différentes étapes de la naissance et du post-partum[2]. C'est un lieu d'échange et de partage fort apprécié par les familles.

---

1. Prise en charge partielle ou intégrale suivant les tarifs pratiqués par le professionnel. N'hésitez pas à poser la question dès la prise de contact.
2. Période post-accouchement généralement appelée « suites de couches ».

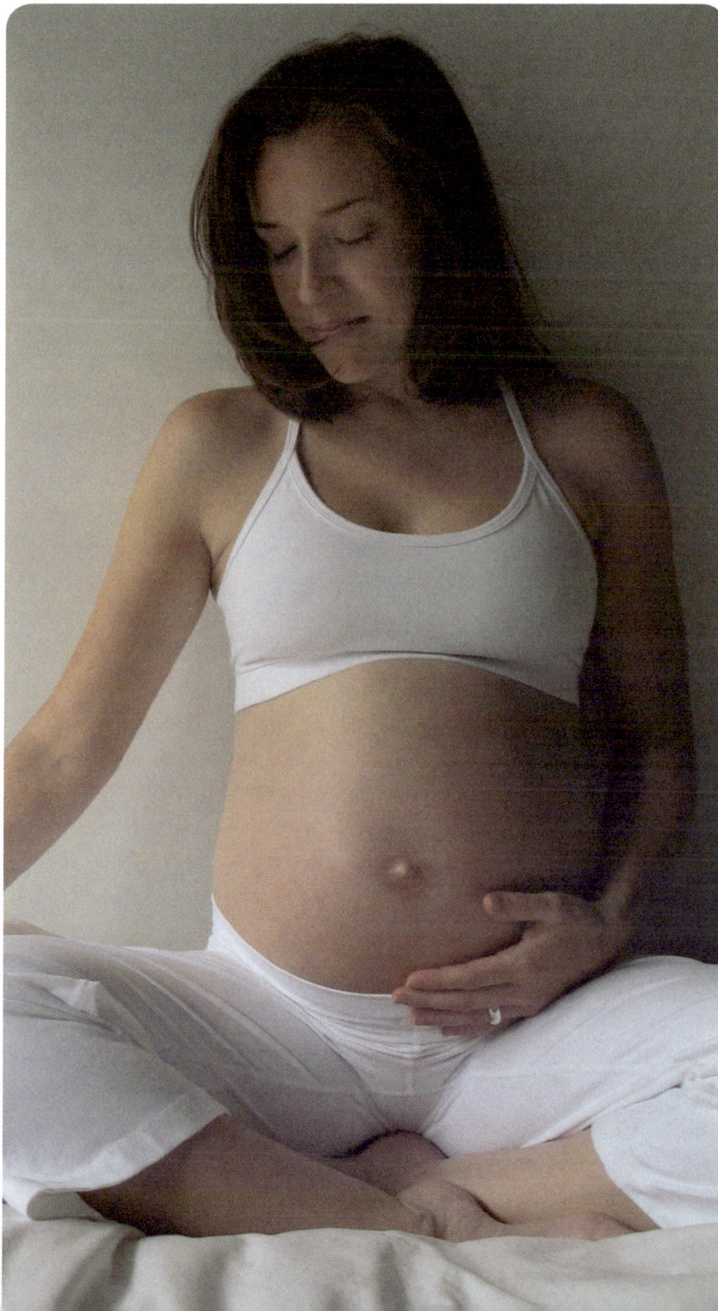

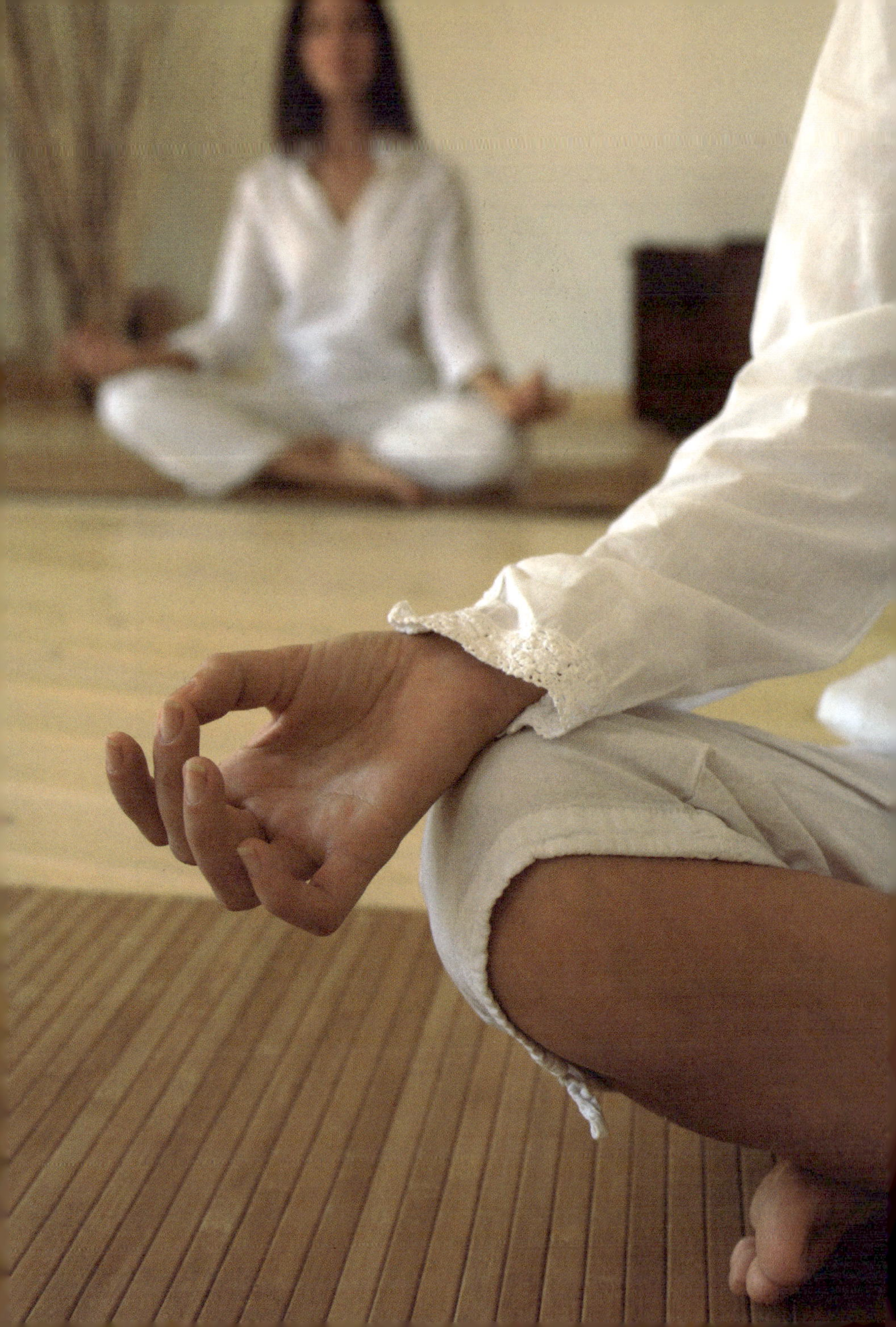

Le yoga

Par Nezha Sahmi, sage-femme

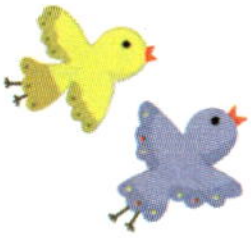

Utilisé comme préparation à la naissance, le yoga peut vous aider à combattre les petits maux de la grossesse et à vivre plus sereinement l'accouchement. Il peut aussi faciliter vos suites de couches.

On peut pratiquer le yoga tout au long de sa vie. Cette activité zen et accessible à tous est de plus en plus utilisée comme un remède contre le stress de notre vie active. Durant la grossesse comme à tout moment de votre existence, vous pouvez trouver à travers cette discipline un moment d'évasion pendant lequel vous oublierez toutes vos obligations courantes, tout en vous occupant de votre condition physique, voire mentale.

En revanche, il ne faut pas voir le yoga comme un challenge, ni comme des exercices à faire pour se maintenir en forme. Pas davantage comme un outil pour décider d'une position d'accouchement préalablement choisie. En effet, le yoga consiste en un enseignement du corps et de l'esprit dans le but d'atteindre la plénitude intérieure. On peut prendre l'image d'un commandant de navire qui apprendrait à connaître son vaisseau afin de l'accompagner en mer, par beau temps comme par tempête.

La pratique du yoga peut vous apporter un mieux-être à toutes les étapes de la grossesse, de l'accouchement et de la période postnatale.

Le yoga en trois questions pratiques...

1. Qui dispense ces cours ?

Ces cours peuvent être dispensés par des professeurs de yoga ou des sages-femmes spécialisées.

2. Sont-ils remboursés ?

Les séances proposées par du personnel non médical ne sont pas prises en charge par la Sécurité sociale. Vous pouvez donc cumuler cette préparation en yoga avec toute autre préparation. Celles dispensées par les sages-femmes ayant une formation spécialisée sont remboursées à hauteur de huit, comme n'importe quelle préparation à la naissance. Mais on peut en faire plus si nécessaire (hors prise en charge). Les séances post-accouchement ne sont pas remboursées.

3. Quand débuter ?

En général, on commence le yoga au moment où l'on a le plus de temps, au début du congé maternité. Mais il est préférable de démarrer dès le troisième mois, lorsqu'on commence à ressentir les transformations de son corps.

Le yoga, une préparation en douceur à la naissance

En vous accompagnant tout au long de la grossesse, le yoga peut vous permettre de mieux vous connaître et vous aider à vivre aussi sereinement que possible la naissance de votre enfant. Chaque exercice est adapté à votre condition physique : vous n'avez pas besoin d'être souple pour faire du yoga ! Les hommes peuvent également accompagner leur compagne. Vous partagerez ensemble, si vous le souhaitez, ce moment de bien-être. À deux, vous pourrez d'autant plus facilement refaire chaque jour la série d'exercices proposés par la sage-femme. Il est préférable de les pratiquer le matin, afin de « réveiller » votre énergie interne.

Un soulagement aux petits maux de la grossesse

Il est courant de ressentir un éventuel « mal-être » au cours de la grossesse, souvent dû à une méconnaissance de son corps. Nous commençons toujours les séances par une position d'observation. Debout ou assise, les yeux fermés, vous prendrez petit à petit conscience des points de contact de votre corps avec le sol et des douleurs que vous pouvez percevoir.

Les postures d'enracinement, source de force et de stabilité

On pratique ce type de postures dans quasiment toutes les séances de yoga. Il s'agit de positions qui nous permettent de ressentir l'espace dans lequel on se trouve, de percevoir l'air qui nous entoure, que l'on respire et qui nous permet de vivre. On se sent léger. En même temps, on cherche à prendre contact avec le sol sous ses pieds, avec la terre d'où l'on vient et qui nous donne notre force, notre stabilité. L'image de l'arbre dont les racines s'enfoncent dans le sol et dont la cime flirte avec les cieux reflète parfaitement les positions d'enracinement.

Grâce au yoga, on peut par exemple éviter les sciatiques, les maux de dos, diminuer les brûlures d'estomac, limiter et même faire disparaître toute sensation d'essoufflement. Je me rappelle notamment une patiente qui, arrivée pour une consultation de grossesse au cinquième mois, essoufflée, blême et ayant quelques contractions, a retrouvé ses couleurs après seulement quatre exercices, notamment des postures d'enracinement. À travers ces postures, elle a appris à s'asseoir, à se lever différemment, en prenant conscience de son corps qui se transformait et de la place dont avait besoin son bébé pour grandir. La cohabitation s'est faite alors sereinement. Son corps n'était plus difficile à mouvoir, elle ne se sentait plus oppressée et a pu s'épanouir pendant le reste de sa grossesse.

Certains exercices pourront vous sembler difficiles, voire désagréables. Pas de panique ! Séance après séance, ils deviendront plus faciles : votre corps vous montrera qu'il s'adapte très bien aux changements dus à la grossesse.

La maîtrise de la respiration, au cœur du yoga

Toute la séance de yoga est rythmée par la respiration. Rassurez-vous : vous ne serez jamais en apnée enceinte. Votre compagnon, toutefois, pourra aller plus loin dans les exercices en restant en apnée sur deux ou trois temps. On cherchera à savoir si votre respiration est irrégulière ou régulière, rapide ou lente, superficielle ou profonde, thoracique ou abdominale. Le même exercice, refait en fin de séance, permettra de constater, dès la première fois, que cette respiration est plus calme et plus profonde. Elle accompagnera vos mouvements en vous aidant à les effectuer, puis à les maintenir.

Dans le yoga, on utilise aussi beaucoup le souffle appuyé par des sons émis pendant les exercices. Cela vous permettra d'« entendre » votre respiration. Tout naturellement, celle-ci s'allongera et l'exercice deviendra de moins en moins ardu. Les sons émis vont parcourir tout votre corps, et les vibrations alors ressenties vous « masser » de l'intérieur, berçant votre bébé. On terminera avec des sons répétés, avant d'écouter des chants harmoniques. Celles et ceux qui le souhaitent pourront « chanter », avant éventuellement de commencer à méditer à la fin des séances. Ces chants sont des pranava, dont le plus important est le mantra « Om », qui favorise l'union du corps et de l'esprit.

Le yoga, un allié pendant l'accouchement...

Pendant l'accouchement, vous êtes pleinement consciente de la naissance imminente de votre bébé. Il ne s'agit pas, à cet instant, d'être perturbée par d'autres pensées que des pensées bienfaisantes, afin de l'accueillir dans les meilleures conditions. Vous pourrez trouver plus facilement les positions les plus confortables tout au long des contractions et de l'accouchement. Vous pourrez percevoir les mouvements du bébé dans votre bassin lors de sa descente et vous laisser guider par lui. Vous prendrez confiance en votre capacité naturelle à accoucher.

Et pendant la période postnatale

Le yoga postnatal vous permettra de vous retrouver plus facilement après l'accouchement. Il vous aidera à vous recentrer et sera très utile pour raffermir le périnée : certains exercices vont vous permettre de prendre conscience de ce muscle, de le contracter et de le détendre. Vous sentirez alors dans quelles positions il est relâché, dans quelles autres vous pouvez plus facilement le contracter. Il vous fera travailler vos abdominaux et vous aidera à éviter les maux de dos dus, par exemple, au portage de votre enfant. Enfin, les exercices sur le mental, grâce à la respiration et aux mantras, élimineront les anxiétés, vous permettront de vous recentrer sur vous-même. Par là même, ils auront un effet bénéfique sur votre relation avec votre enfant. Des bienfaits dont le futur père pourra bénéficier également.

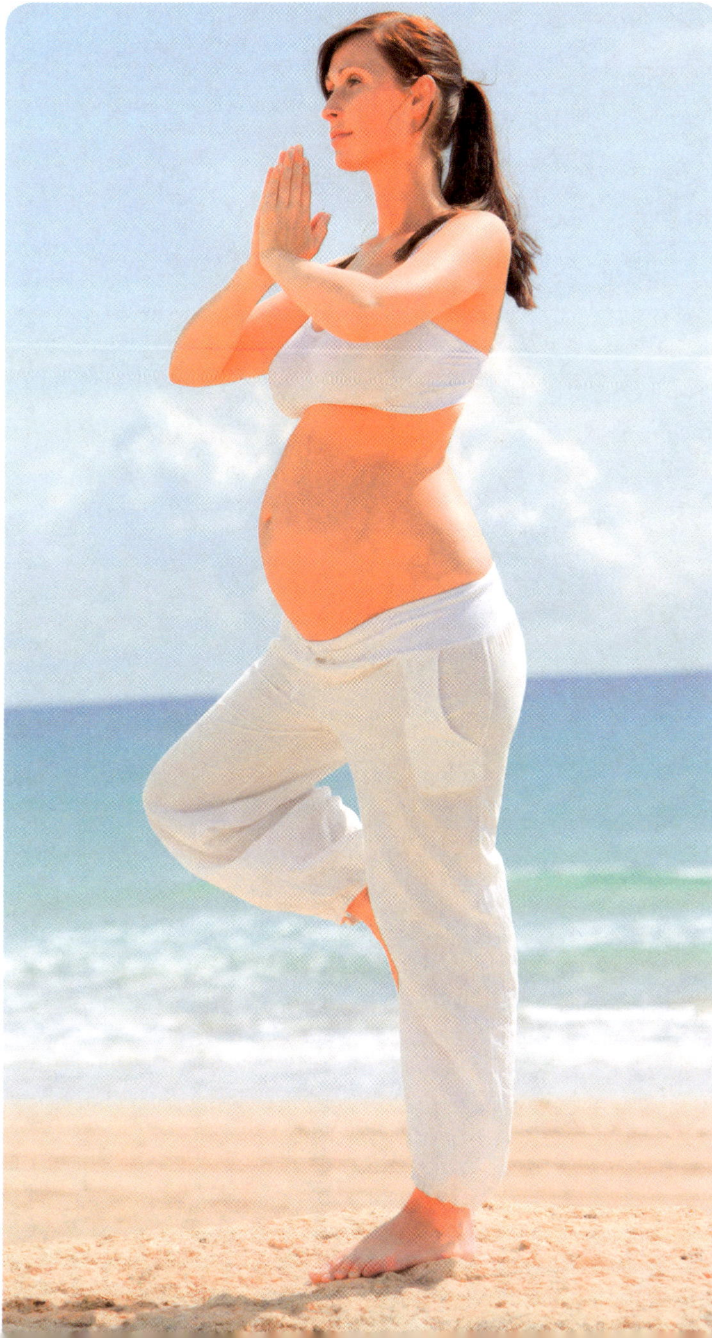

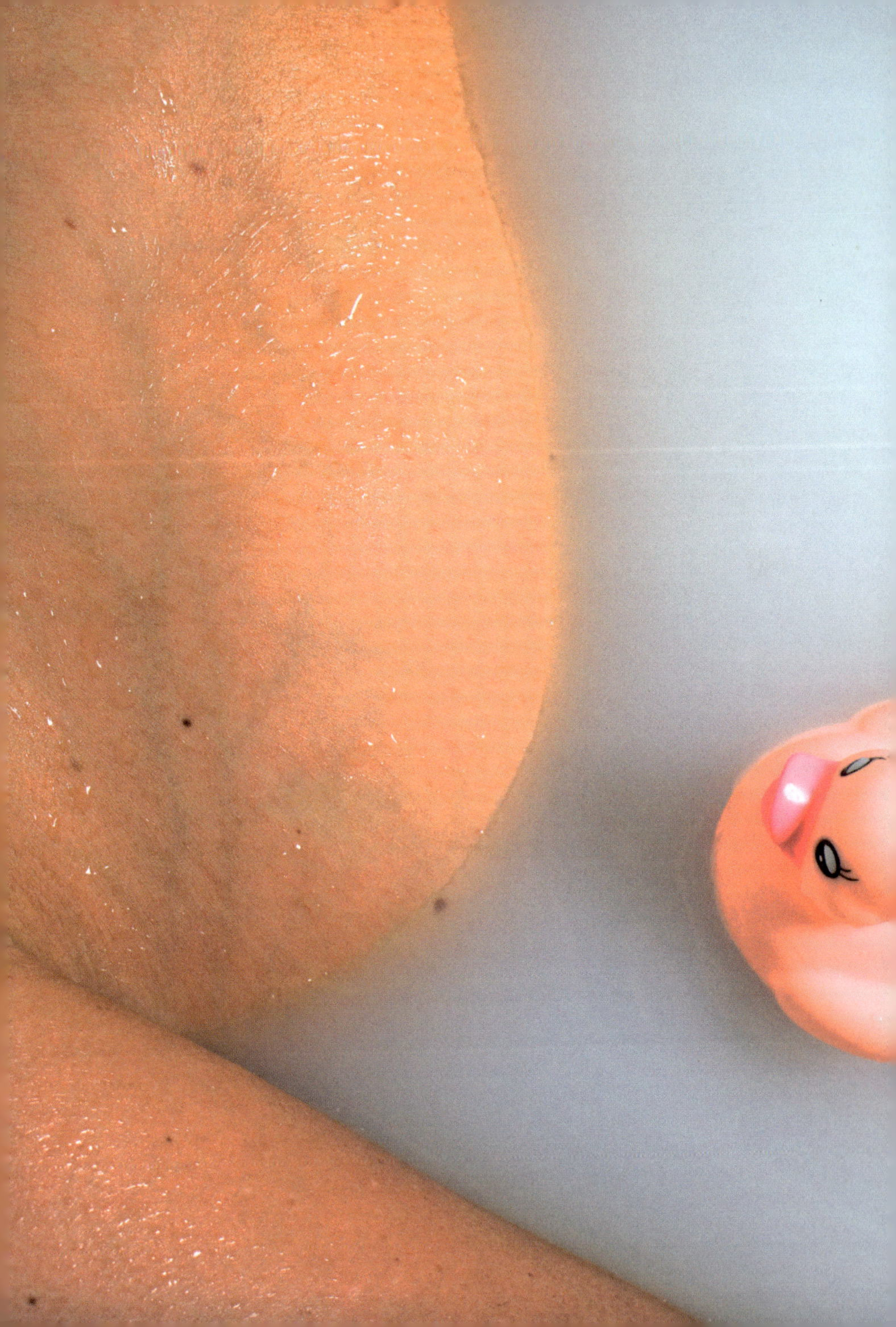

La préparation aquatique

Par Monique Merran-Champion, sage-femme et présidente de l'Association nationale natation et maternité (ANNM)

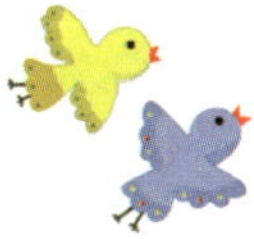

Évolution des pratiques en médecine, multiples disciplines sportives aquatiques, centres de thalassothérapie, notre société opère un formidable retour à l'eau. La préparation à la naissance n'y échappe pas.

Laissons, en préambule, la parole à la psychomotricienne Catherine Potel : « Pour celui qui a choisi l'eau comme terrain d'aventure et de rencontre, l'eau est comme une évidence. Vivante et souple, elle est cette matière subtile qui engage le corps dans sa fluidité. Elle porte et enveloppe celui qui veut bien s'abandonner. Elle touche et caresse, dessine les limites du corps dans un contact sensoriel où la peau a la première place. Elle se fait écho du mouvement et cet écho de l'eau témoigne de la présence du corps, de soi, de l'autre[1]. »

---

1. Catherine Potel, *Le Corps et l'eau. Une médiation en psychomotricité*, Érès, 1999, p. 20.

Tout au long de la grossesse, la préparation à la naissance en milieu aquatique favorise bien-être, détente, rencontre et échanges entre femmes enceintes et professionnels de l'obstétrique. C'est un « entraînement » ludique, adapté, dont la répétition met l'accent sur la connaissance des muscles sollicités par la grossesse ou concernés par l'accouchement. Les compétences acquises dans l'eau permettront aux futures mamans d'optimiser la maîtrise de leur corps au moment du travail et de l'accouchement.

Une préparation accessible à toutes

À la fois ludique et thérapeutique, la préparation aquatique peut se pratiquer très tôt, avant même la préparation théorique. Sauf avis médical, elle s'adresse à toutes les femmes enceintes, sachant nager ou non, de langue française ou étrangère. Les futurs papas sont invités à participer s'ils le souhaitent.

Un espace de parole et de convivialité

Dans ce lieu démédicalisé, ludique et sécurisé par la présence de la sage-femme, les séances sont attendues avec impatience. Les retrouvailles sous la douche sont joyeuses, sans retenue. Isabelle : « La première fois, après les formalités administratives, j'ai suivi le mouvement sans trop de conviction. Eh bien là, surprise ! Je vois les autres futures mamans devisant en maillot sous l'eau de la douche qui ruisselle sur elles, "compagnes en espoir de famille". » L'absence de vêtement favorise la communication. Rires et mots fusent. On plaisante sur les formes que l'on prend, sur les postures qui se modifient... On ne se sent pas regardée, on a la même tenue, on est dans le même état », apprécie Marie-Josée, enceinte de jumeaux.

Au-delà de cet aspect ludique et convivial, la sage-femme accueille chaque future maman dans un moment de tête-à-tête qui permet de s'exprimer librement, de poser des questions rarement abordées à l'hôpital : les effets d'un traitement sur le bébé, les conseils sur la façon de s'habiller ; mais aussi des questions plus intimes concernant la vie du couple et la sexualité. Les multipares (les femmes qui ont déjà accouché), elles, sont heureuses de retrouver cet espace de parole dont elles ont été un peu coupées, du fait de leurs occupations de « déjà maman ». Martine : « C'est dans ces cours de préparation aquatique que j'ai compris combien il était soulageant de "souffler toutes les poussières" qui encombrent notre cerveau, comme il est dit dans certaines philosophies japonaises. Et, dans l'instant, d'être tranquillisée, souvent satisfaite des réponses apportées à mes questions. »

Un soulagement physique appréciable pour les corps alourdis

Les transformations de la statique de la femme enceinte peuvent entraîner des symptômes gênants et quelquefois douloureux. C'est pourquoi le travail en piscine chez la femme enceinte est si intéressant : les exercices adaptés à l'évolution de la grossesse utilisent les grandes lois hydrothérapiques comme la résistance et la flottabilité. D'une séance à l'autre, les exercices varient, mais respectent toujours la même progression : échauffement musculaire, étirements, exercices de respiration, prise de conscience des muscles concernés par le travail et l'accouchement, relaxation, retour à l'éveil.

L'échauffement musculaire

Plus la grossesse avance, plus les contraintes mécaniques s'intensifient. Dans l'eau, la femme enceinte peut effectuer des mouvements avec beaucoup plus de facilité qu'en milieu terrestre, lorsque son poids repose en intégralité sur ses membres inférieurs. La pression hydrostatique facilite la circulation des jambes, ce qui est très soulageant. Marie-Josée : « À la piscine, je ne pense plus à mon dos, à mes jambes lourdes. » Émilie : « La préparation aquatique m'a permis d'avoir une activité sportive durant ma grossesse, sans esprit de compétition. De porter un autre regard sur mon corps, sur mon enfant à naître. Le tout encouragée par mon compagnon, avec qui j'ai partagé des moments privilégiés ! »

S'autoriser à régresser… pour mieux grandir en tant que future maman

L'hypermédicalisation de la naissance laisse peu de place à la « normalité ». Or être enceinte entraîne un désir de régression naturel : ces séances « piscine » permettent de se réapproprier cette régression au bénéfice de la femme et de son enfant ainsi que du couple parental. Et ce, dans l'activité et non plus dans la soumission au pouvoir de « ceux qui savent ». Isabelle : « Je me prépare réellement physiquement, et quelle que soit l'issue de mon accouchement, je suis sereine… » De plus, l'eau est un milieu très « maternant ». Ce portage dans une eau tempérée entre 29 °C et 31 °C facilite l'identification à l'enfant baignant dans le liquide amniotique.

La respiration

Elle est plus facile à visualiser dans l'eau. Séance après séance, le souffle se pratiquera plus aisément, plus longuement. Agnès : « Je ne sais pas nager : au début, cette eau m'inquiétait. Je perdais tous mes repères de position sur mes deux jambes. Quand j'étais allongée, mon regard n'était plus à l'horizontale, je craignais de perdre l'équilibre, de manquer d'air, de me noyer... Les différentes respirations ont eu raison de mes frayeurs. Je suis fière d'être arrivée à combattre ce manque d'assurance dans l'eau. Ce qui m'encourage à faire de même pour surmonter les contractions difficiles du travail et de l'accouchement. »

La relaxation

C'est le moment privilégié. Sécurisées par la présence de la sage-femme, les futures mères peuvent confier leur corps à l'eau, qui les berce et les apaise. Martine : « J'ai tellement de mal à me mouvoir et à trouver une position pour dormir que je viendrais volontiers passer mes nuits à la piscine. C'est merveilleux : je flotte, je deviens irréelle. » L'eau, par ailleurs, favorise la transparence du corps, permettant d'entrer en communication étroite avec l'enfant. Marc : « Cette heure dans l'eau avec Martine me permet encore plus de participer à l'attente de notre enfant. Je peux m'imaginer le porter, le bercer par les exercices. Lors de la relaxation, lorsque nous sommes massés par les ondulations de l'eau, la communication à trois est un moment très fort. Je suis là avec eux, pour eux, pour moi. »

Le retour à l'éveil

La séance se termine par des exercices sous forme de jeux facilitant les échanges. Puis tous sortent de l'eau pour rejoindre l'espace « goûter » : réconfortant, il favorise la discussion, la convivialité. Il redonne à chacun la perception de son organisme propre. Émotions, joie, expériences sont échangées. La sage-femme est là, discrète mais à l'écoute, et, si le besoin s'en fait sentir, intervient et explique.

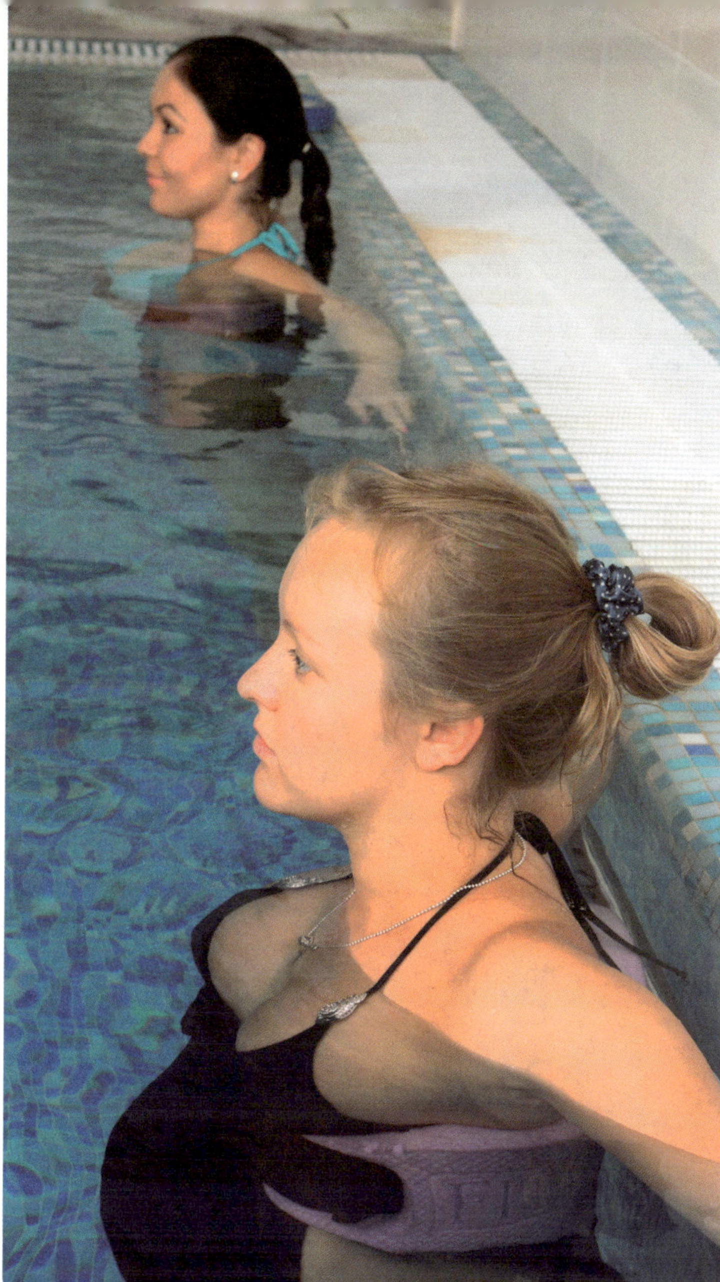

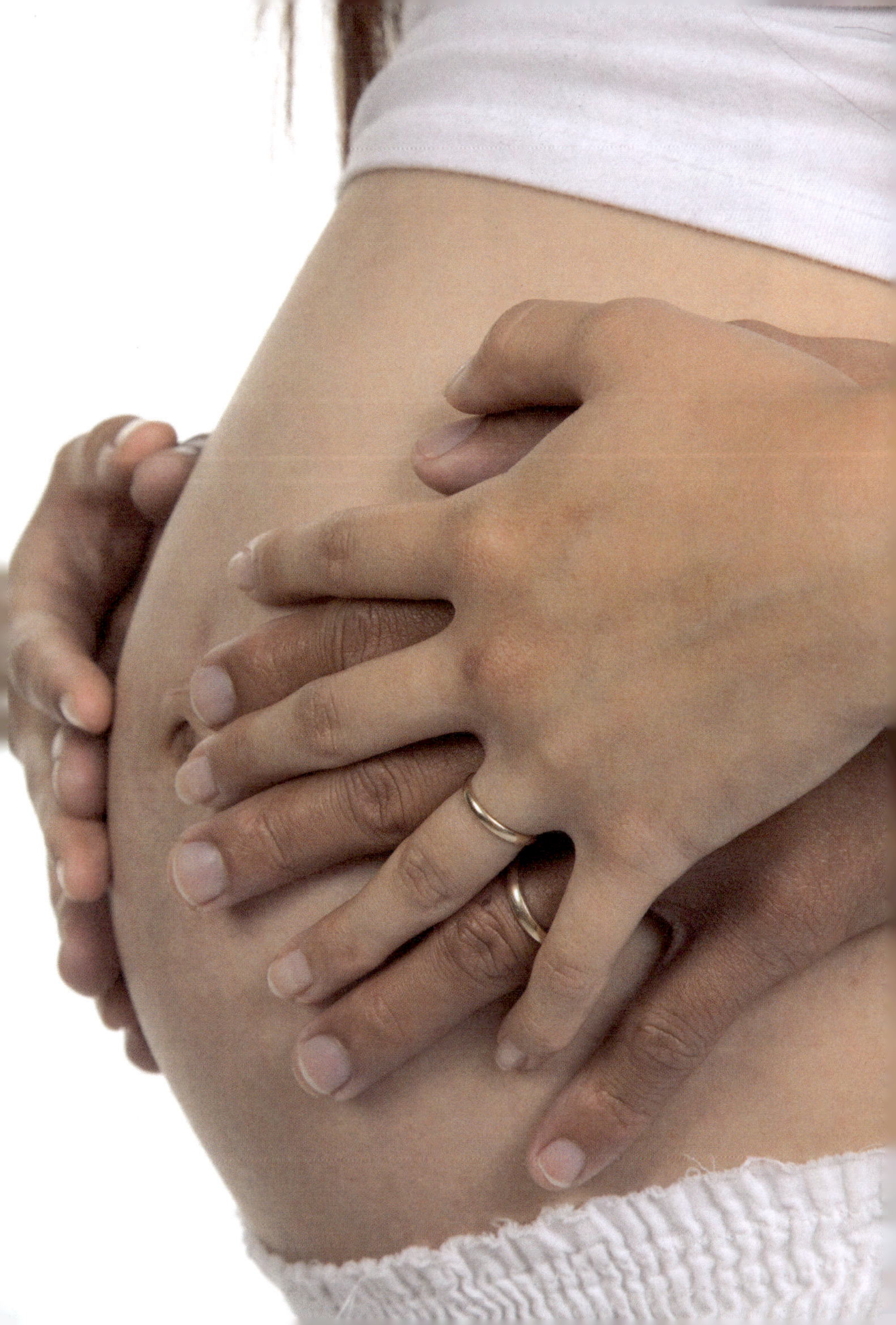

L'haptonomie

Par Willy Belhassen, sage-femme et haptothérapeute

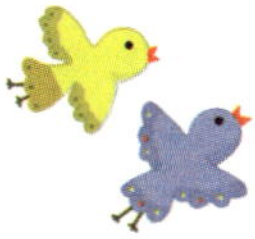

Ni « méthode » de préparation à la naissance en tant que telle, ni technique d'accouchement, cette approche unique, fondée sur l'affectivité, est utile avant, pendant et après l'accouchement.

L'haptonomie, qu'est-ce que c'est ?

L'haptonomie est une approche affective fondée sur la capacité de contact, de toucher et de perception. Elle est d'ailleurs parfois nommée « science de l'affectivité ». On doit son développement à Frans Veldman (1921-2010), un scientifique néerlandais qui a consacré la plus grande partie de sa vie à la recherche et à la transmission de cette approche. Après s'être installé en France dans les années 1980, il commence à y diffuser ses idées avec quelques « précurseurs ». C'est à cette époque qu'il crée un centre de recherches dédié à l'haptonomie. J'ai eu la chance de pouvoir me former auprès de lui et de vivre une expérience humaine unique.

L'haptonomie s'intéresse à la présence affective et à la sécurité affective qui en découle. Cette approche s'adresse à tous, sous réserve d'être au moins deux.

Depuis ses débuts, l'haptonomie se développe de manière plus spécifique dans le cadre de la grossesse. Les parents en devenir vont pouvoir mettre en place une relation affective à trois[1], mère-père-bébé, où chacun trouvera sa juste place. On vise ainsi à développer la sécurité affective de la mère, du père et celle de l'enfant à naître.

L'haptonomie est aussi utilisée dans d'autres domaines, et notamment dans le cadre de la psychothérapie.

Comment se déroule une séance

Il est important de débuter les séances le plus tôt possible (troisième ou quatrième mois de grossesse). En effet, un certain temps va être nécessaire pour développer vos capacités de perception et de contact. Il s'agit toujours de séances en couple, pratiquées individuellement. Pour les schémas familiaux différents, il convient de contacter un praticien et de voir avec lui ce qu'il pourra vous proposer. L'haptonomie est remboursée, à raison de huit séances, si le praticien est sage-femme ou médecin[2].

- **Pendant la grossesse.** Au cours des séances, par le toucher du ventre de la future maman, vous percevez la relation affective qui vous unit. Une expérience unique et intense, dès les tout premiers mois de grossesse ! Les séances vous permettent de développer la

---

1. On peut également suivre des séances d'haptonomie pour des jumeaux, des triplés ou plus. De même, la fratrie sera parfois conviée à partager ce temps de rencontre, chez vous ou en cabinet...
2. Dépassements fréquents. Renseignez-vous.

subtilité de la présence, de sentir la réponse de votre bébé à vos invitations et à celles de votre compagnon. Elles aident aussi le bébé à mieux se positionner, pour soulager la maman en vue de l'accouchement.

- **Pendant l'accouchement,** cette approche génère un soutien affectif réel entre vous, votre compagnon et votre bébé.

- **En postnatal,** les séances permettent d'accompagner les parents dans leurs capacités de sécurisation, ainsi que l'enfant vers sa propre autonomie (capacité à gérer lui-même le tonus de sa tête dès la naissance, par exemple). En général, l'accompagnement postnatal se termine vers l'âge de la marche (entre 12 et 14 mois). Des séances ultérieures peuvent être proposées pour l'enfant.

Comment trouver un praticien

Il est assez facile de trouver un praticien libéral proposant l'accompagnement haptonomique périnatal[3]. Dans les structures, c'est un peu moins simple. N'hésitez pas à interroger l'établissement où vous devez accoucher, dès le début de votre grossesse. Quelques praticiens sont également « accoucheurs » (sages-femmes ou médecins) et proposent donc de poursuivre cette approche pendant le travail, l'accouchement et la naissance. Dans chaque région, les praticiens formés seront en mesure de vous indiquer les coordonnées d'une sage-femme ou d'un médecin haptothérapeutes qui pratiquent également les accouchements.

---

3. Liste disponible au CIRDH (www.haptonomy.org).

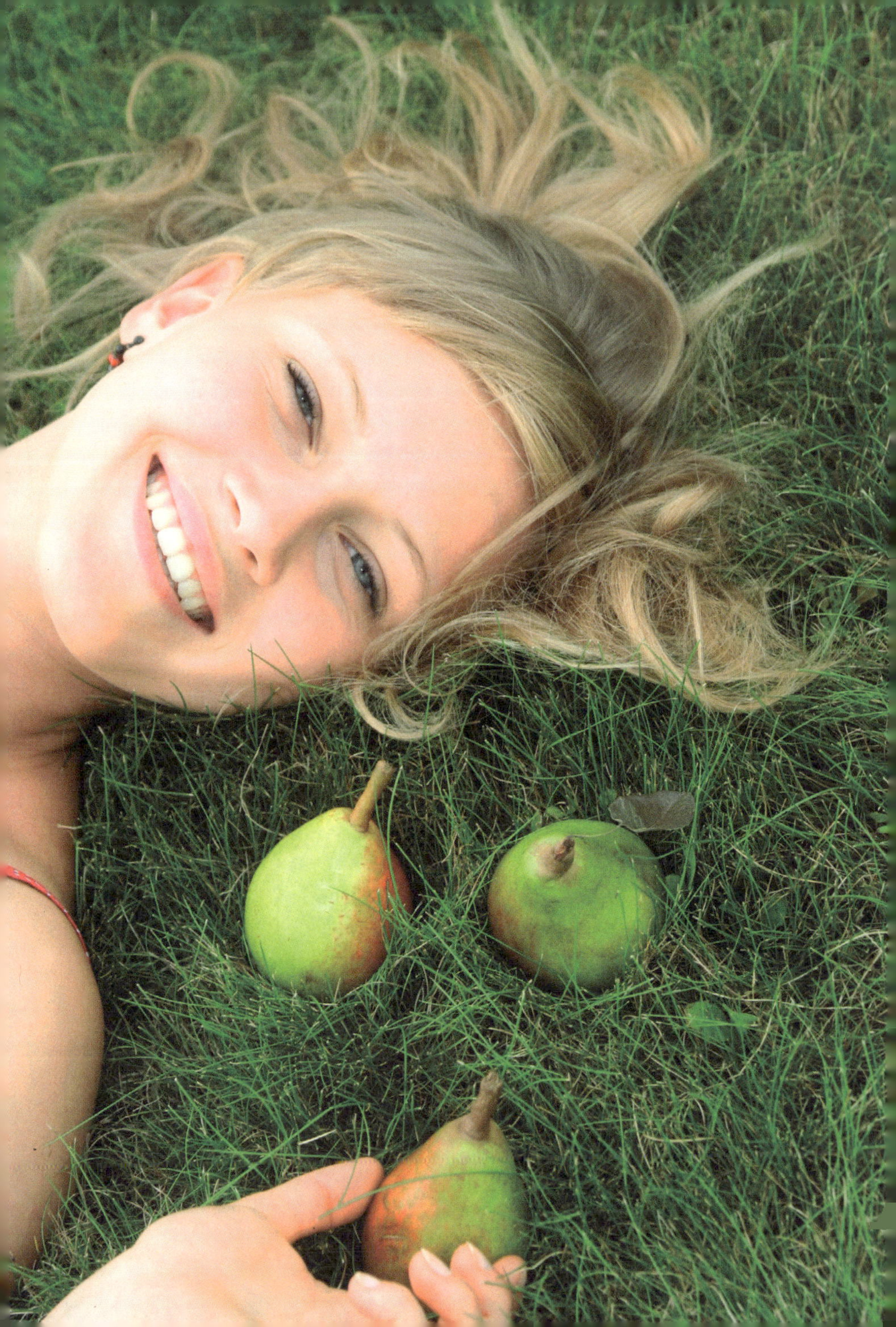

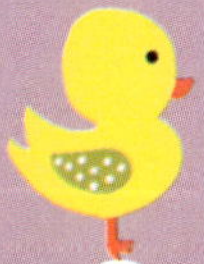

la vie quotidienne

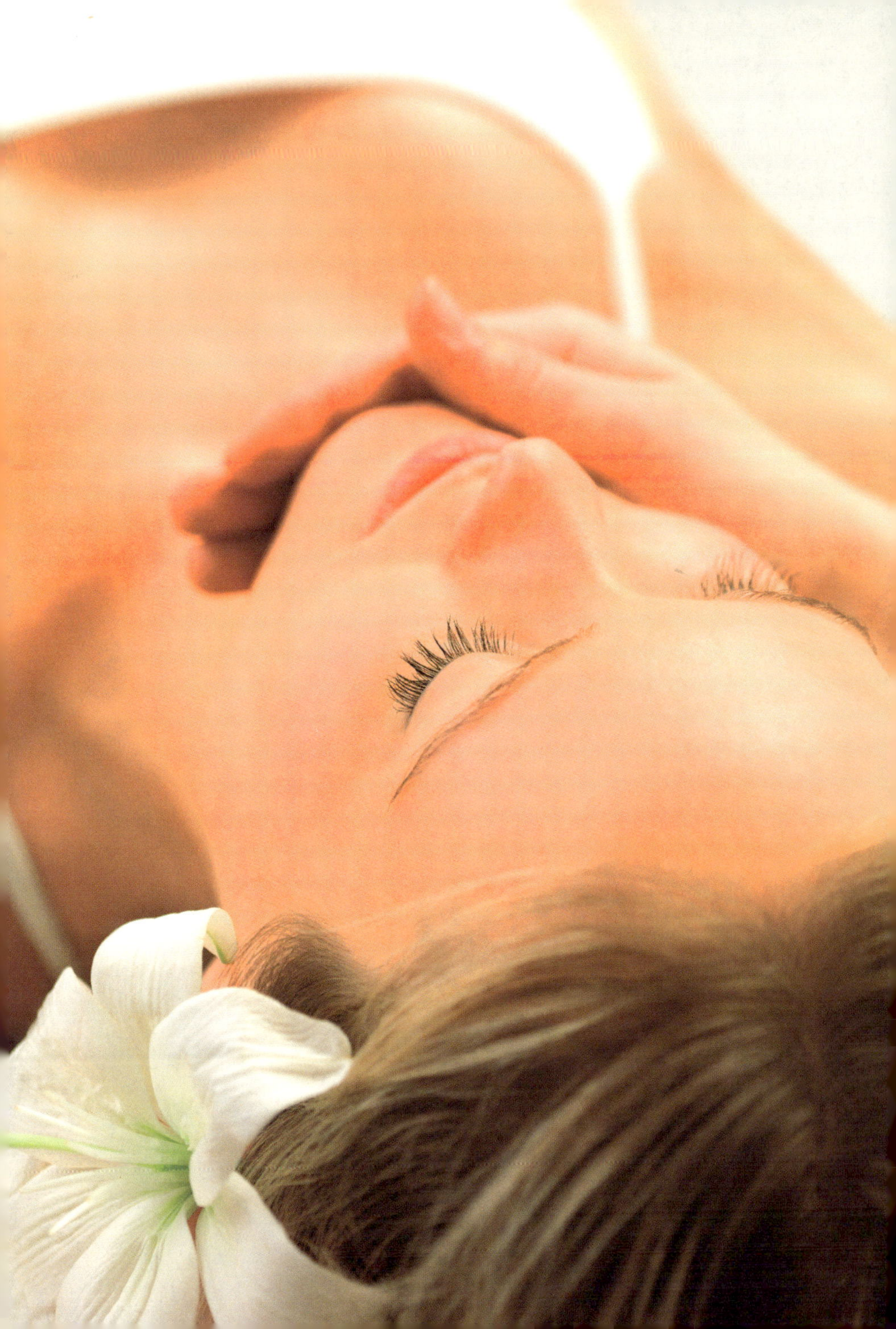

L'hygiène de vie

Par Claude Vouillot, sage-femme

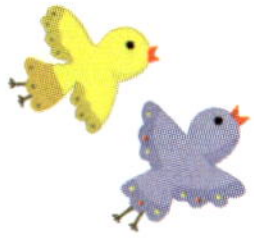

La grossesse, un véritable marathon, éprouvant physiquement et psychiquement

J'ai l'habitude de dire que l'accouchement et les suites de couches s'apparentent en dépenses énergétiques à un marathon suivi du Vendée Globe. Pourquoi tant de femmes enceintes se plaignent-elles de fatigue intense en fin de grossesse, malgré le congé maternité ? C'est, le plus souvent, à cause d'une inadaptation importante de leur rythme de vie à cet état de grossesse.

Or écouter, découvrir et respecter son nouveau rythme de future maman est bien difficile, car de nombreuses contraintes influent sur celui-ci : déménagements, démarches administratives, listes interminables de choses à finir, peur de s'ennuyer, culpabilité de ne plus travailler… Par ailleurs, inconfort physique, tensions psychiques, troubles émotionnels, douleurs ou contractions utérines sont, le plus souvent, le reflet d'un quotidien peu adapté à la grossesse, en particulier en ce qui concerne le temps de transport, les conditions de travail, l'ergonomie du mobilier standard etc. Notre société hyperactive assimile souvent le mot « repos » à « paresse ». C'est pourquoi celui-ci est si mystérieux pour la plupart d'entre vous. Il n'a pourtant souvent qu'un synonyme, qui est le mot « sommeil »...

Savoir se reconnecter à son propre ressenti

Certes, la grossesse est un phénomène physiologique. Elle reste toutefois un temps exceptionnel d'adaptation, à tous les niveaux. Quel que soit le terme de votre grossesse, vous avez à réfléchir et à ajuster en permanence votre mode de vie pour que l'attente du grand jour de la naissance de votre bébé soit, en même temps, une période de découverte de vous-même, de bien-être et de préparation à l'accouchement.

Cette capacité d'adaptation, mise en place au fur et à mesure du déroulement de la grossesse, n'a pas à être dictée par des conseils théoriques faits d'obligations et d'interdits. C'est en vous (re) connectant à votre propre ressenti que vous trouverez vos réponses. Il ne s'agit pas d'évaluer mentalement ce qui est « bien » ou « moins bien », mais de vous écouter le plus possible, en évitant de tenir compte des conseils avisés des proches, amies, internautes, collègues, magazines, etc.

Écouter son ressenti, c'est s'isoler régulièrement, au calme, seule ou avec son compagnon, pour se poser les questions les plus simples possible, dans lesquelles le bon sens a toute sa place :

- Comment je me sens en ce moment ?
- Est-ce que je me respecte dans les décisions qui sont prises ?
- Les réponses apportées me conviennent-elles ?
- De quelles aides ai-je besoin et qui peut me les apporter ?

Cette connexion au ressenti va vous guider vers des réponses personnalisées. Mais pour que cela soit possible, il faut souvent remodeler son quotidien afin de ne pas se maltraiter.

Pourquoi attendre d'être malade pour rester toute la journée au lit si l'envie est là ? Pour débrancher le téléphone, s'ennuyer, lire un livre du début à la fin si le cœur vous en dit ? Pour ne manger que quand vous avez vraiment faim, pour vous écouter respirer quelques minutes par jour ?

Oser s'accorder des temps de pause, de recentrage sur soi-même

Chaque future maman doit trouver son rythme sans se comparer à une autre. Comme le congé prénatal est relativement court, il est nécessaire d'inventer, tout au long de la journée, des « microrécréations » de quelques minutes pour vous écouter, tout simplement. Ces pauses sont précieuses : source de détente, elles vont vous permettre de ménager votre organisme et vous aider à « récupérer ».

Quelques exemples de pauses :

- des pauses « grandes respirations » ;
- des pauses « étirements » ;
- des pauses « minimassages » (mains, nuque, visage) ;
- des pauses « boissons chaudes » ;
- des pauses sur un banc du square longé lors des trajets quotidiens ;
- des pauses « lavage prolongé des mains », etc.

Ces quelques suggestions simples, que vous pouvez améliorer et compléter au fil de vos envies et de votre créativité (avec, pourquoi pas, la complicité de votre compagnon), peuvent très vite, en se cumulant, aboutir à une ou deux heures d'écoute de votre ressenti par jour. Ces pauses vont vous connecter à ce ressenti, qui deviendra votre guide. Ce qui vous donnera les clés pour élaborer vos propres réponses afin de minimiser la fatigue, d'améliorer votre sommeil, de prendre conscience de vos tensions et, surtout, d'évaluer objectivement de quelles aides vous avez besoin.

C'est en vous respectant que vous trouverez les réponses adaptées. Cette confiance acquise dans votre ressenti sera aussi votre meilleure alliée lors de l'accouchement et dans votre vie de mère.

Deux objets « amis des femmes enceintes »

Pour améliorer l'ergonomie de votre environnement, je vous recommande particulièrement l'achat de deux objets :

- **un ballon de 65 cm de diamètre, à gonfler plus ou moins afin de l'adapter à votre longueur de jambe. Chaque fois que c'est possible, ce ballon va remplacer votre chaise, à table ou devant votre bureau ;**
- **le coussin polochon en U, garni de microbilles ou d'épeautre, à choisir le plus long possible. Il est en même temps ferme et malléable, ce qui lui permet de vous soutenir dans toutes vos positions de repos.**

Ces objets peuvent vous soulager dès le deuxième trimestre de la grossesse. Vous les retrouverez également avec plaisir en salle d'accouchement, le jour J. En suite de couches, le coussin va vous accompagner durant toute la durée de l'allaitement. Quant au ballon, il vous permettra de retonifier en douceur dos, ventre et périnée.

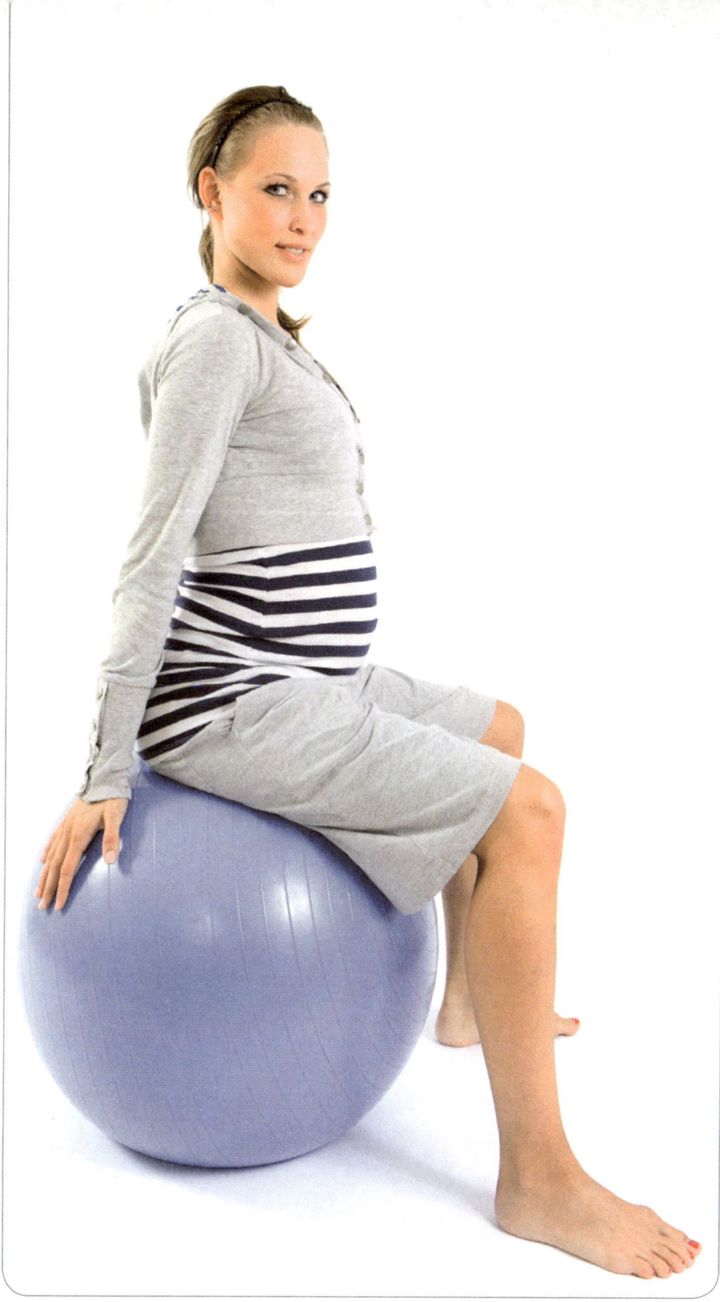

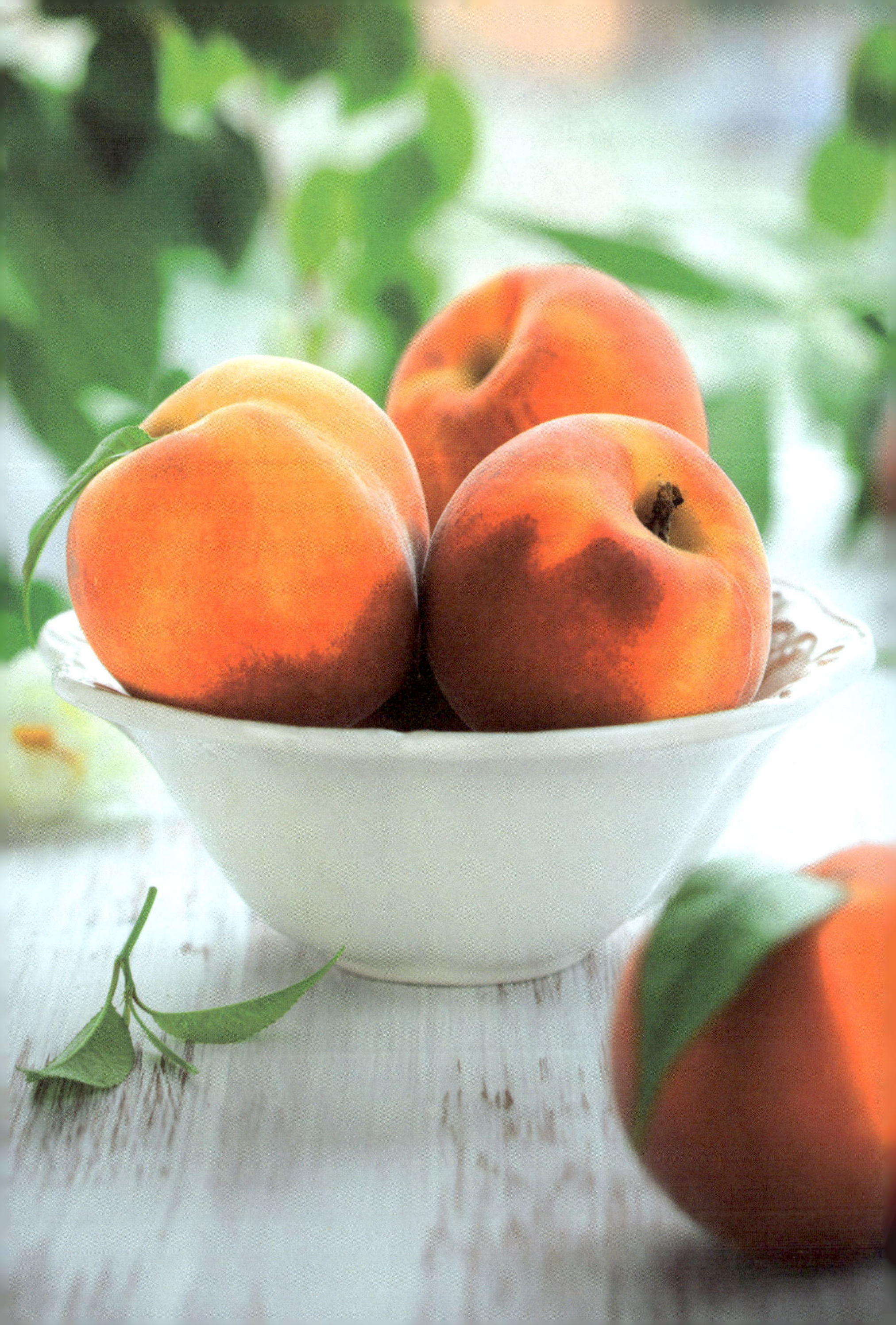

L'alimentation

Par Catherine Rouquette, sage-femme

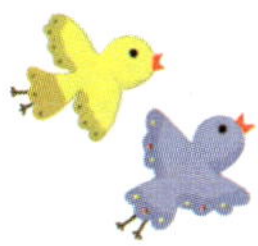

LA VIE QUOTIDIENNE

Pendant la grossesse, adopter une alimentation saine et équilibrée est primordial, pour vous comme pour votre bébé. Tous nos conseils pour sélectionner les aliments les plus riches en nutriments.

Il est important que vous trouviez vos différents apports nutritionnels dans une alimentation saine et équilibrée plutôt que dans des suppléments vitaminiques. Trop souvent, les femmes enceintes ne prennent pas le temps de se nourrir correctement. Une bonne alimentation est pourtant essentielle pour développer une énergie physique et mentale optimale, ainsi que la capacité de résister aux infections. A fortiori pendant la phase où un être humain se construit ou durant l'allaitement.

Une alimentation saine suppose des sources alimentaires variées et aussi naturelles que possible (dans l'idéal, biologiques ou issues de l'agriculture dite « raisonnée »). Une alimentation équilibrée comprend des céréales complètes, des légumes et des fruits frais, des légumineuses, des noix, des graines, des produits laitiers variés et un peu de protéines animales (viande, poisson, œufs).

Les bonnes proportions (par jour)

- **Protéines :** 4 portions.
- **Aliments riches en vitamine C :** 2 portions.
- **Aliments riches en calcium :** 4 portions.
- **Légumes verts et fruits :** 3 portions.
- **Autres légumes :** 2 portions.
- **Céréales complètes et autres sucres lents :** 4 à 6 portions.
- **Aliments riches en fer :** tous les jours.
- **Sel :** à consommer avec modération.
- **Eau :** au moins 6 à 8 grands verres par jour.
- **Suppléments :** herbes (ortie, pissenlit, bardane, camomille, lavande, mélisse, qui sont les herbes « reines » de la grossesse). Si besoin : spiruline, chlorophylle ou autres complexes vitaminiques.

LES PROTÉINES

▸ Leurs atouts

- Elles sont les éléments bâtisseurs à la fois du corps de la maman et de son bébé.
- Elles participent à la formation d'anticorps nécessaires à la lutte contre les infections.
- Elles contribuent à la formation du colostrum et sont essentielles à une bonne coagulation sanguine.

Les protéines sont composées de 22 acides aminés, dont 8 sont appelés acides aminés essentiels. Ne pouvant être générés par notre seul organisme, ils doivent se trouver dans notre alimentation quotidienne.

▸ Où les trouve-t-on?

Dans les viandes, poissons, œufs et produits laitiers (protéines animales) et dans les mélanges céréales-légumineuses-noix (protéines végétales). Les besoins quotidiens de la femme enceinte sont de 75 à 100 grammes par jour.

LES SUCRES OU HYDRATES DE CARBONE

▸ Leurs atouts

- Ce sont les principaux pourvoyeurs d'énergie du corps.
- Sous forme de glucose, ils sont consommés par le cerveau, le système nerveux et les muscles. Sous forme de glycogène, ils peuvent être stockés dans le foie et les muscles.

▸ Où les trouve-t-on ?

Les sucres sont disponibles sous trois formes :

- les sucres rapides : ils peuvent être raffinés (sucre, bonbons, chocolat...) ou non (miel, mélasse, sirop d'érable...). Ils sont intéressants du point de vue nutritionnel car ils apportent vitamines et minéraux. Il est toutefois très important de limiter sa consommation en sucres rapides pendant la grossesse : une alimentation trop sucrée peut conduire à un diabète gestationnel ;
- les sucres lents : entraînant une digestion plus lente, ils rassasient dans la durée. On les trouve dans les céréales, de préférence complètes (riz, blé, orge, avoine, épeautre...) et les pâtes (complètes de préférence également) ;
- la cellulose (les fibres des fruits et des légumes).

LES GRAISSES OU LIPIDES

▸ Leurs atouts

- Les graisses développent deux fois plus d'énergie que les sucres ou les protéines.
- Elles transportent des vitamines dites liposolubles (A, D, E, K).
- Elles aident à thermoréguler notre corps.

Elles se composent d'acides gras saturés (graisses animales en général) et d'acides gras insaturés (huiles végétales, noix...).

Il est important d'en manger quotidiennement, mais en petites quantités et en variant les sources.

LES VITAMINES

La vitamine A

▸ Son atout

- Rôle de protection et de lutte contre les infections.
- Essentielle pour la peau, les tissus et les os.

▸ Où la trouve-t-on?

Dans les fruits orange et jaunes, les légumes verts ou orange, les œufs, le foie.

Les vitamines B

▸ Leur atout

- Essentielles pour le système nerveux central.

La vitamine B1

▸ Son atout

- Essentielle à la croissance.

▸ Où la trouve-t-on?

Dans les céréales complètes – y compris le germe de blé –, les noix, les pommes de terre, les bananes, les avocats...

La vitamine B2

▸ Ses atouts

- Aide à l'assimilation des nutriments.
- Essentielle à la vue.

▸ Où la trouve-t-on?

Dans les céréales complètes, les légumes à feuilles vert foncé, les fromages, le lait, la viande.

La vitamine B6

▸ Ses atouts

- Essentielle au système nerveux central et à l'assimilation des nutriments.
- Aide aux régulations hormonales.

▸ Où la trouve-t-on?

Dans le riz complet, la mélasse, la levure de bière, les bananes, le saumon, la viande.

La vitamine B12

▸ Son atout

- Essentielle au développement du cerveau fœtal et à la production de matériel génétique.

▸ Où la trouve-t-on?

Dans la viande, le tempeh et le miso (produits alimentaires à base de soja fermenté originaires d'Asie).

La vitamine B9 (acide folique)

▸ Son atout

- Essentielle à la formation des cellules sanguines et des anticorps.

▸ Où la trouve-t-on?

Dans les légumes à feuilles vert foncé, le germe de blé, la levure de bière, les œufs, les lentilles, le foie, le lait, les noix.

La vitamine C

▸ Ses atouts

- Essentielle à la production de collagène (os, ligaments, peau...).

- Prévient et aide à soigner les infections.

Où la trouve-t-on?

Dans les fruits et légumes frais, les agrumes, les fraises, les tomates, l'alfalfa (un aliment nutritif complet unique, vendu sous forme de complément alimentaire).

La vitamine D

Ses atouts

- Aide à l'absorption du calcium et à l'assimilation du phosphore, tous deux nécessaires à la formation des os.
- Participe à une bonne coagulation.

Où la trouve-t-on?

Dans les poissons gras, le beurre, le lait, les œufs.

Remarque : s'exposer au soleil (modérément, attention au masque de grossesse) l'aide à se synthétiser.

La vitamine E

Ses atouts

- Aide à la construction cellulaire.
- Participe à une bonne coagulation.

Où la trouve-t-on?

Dans les céréales complètes, les noix, les huiles végétales, les œufs, les légumineuses, les légumes à feuilles vert foncé.

LES MINÉRAUX

Le calcium

Ses atouts

- Essentiel à la formation des os et des dents, à la contraction musculaire.
- Participe au contrôle de la coagulation du sang.
- Maintient un bon équilibre du système nerveux.

Où le trouve-t-on?

Dans le lait, les produits laitiers, les légumes à feuilles vert foncé, les amandes, le saumon la mélasse, les algues.

Le fer

Ses atouts

- Participe à la création de l'hémoglobine.
- Aide à la contraction musculaire.

Où le trouve-t-on?

Dans les légumes à feuilles vert foncé, les fruits secs, la mélasse, les algues, les céréales complètes, les légumineuses, les œufs, la viande rouge, le foie.

Le phosphore

Son atout

- Essentiel au développement osseux et cellulaire.

Où le trouve-t-on?

Dans l'alfalfa.

Le zinc

Son atout

- Essentiel au système nerveux central, à la production hormonale.

Où le trouve-t-on?

Dans les huîtres, les fruits de mer, les noix, la viande de bœuf, les œufs, le poulet, la dinde, les légumes et fruits.

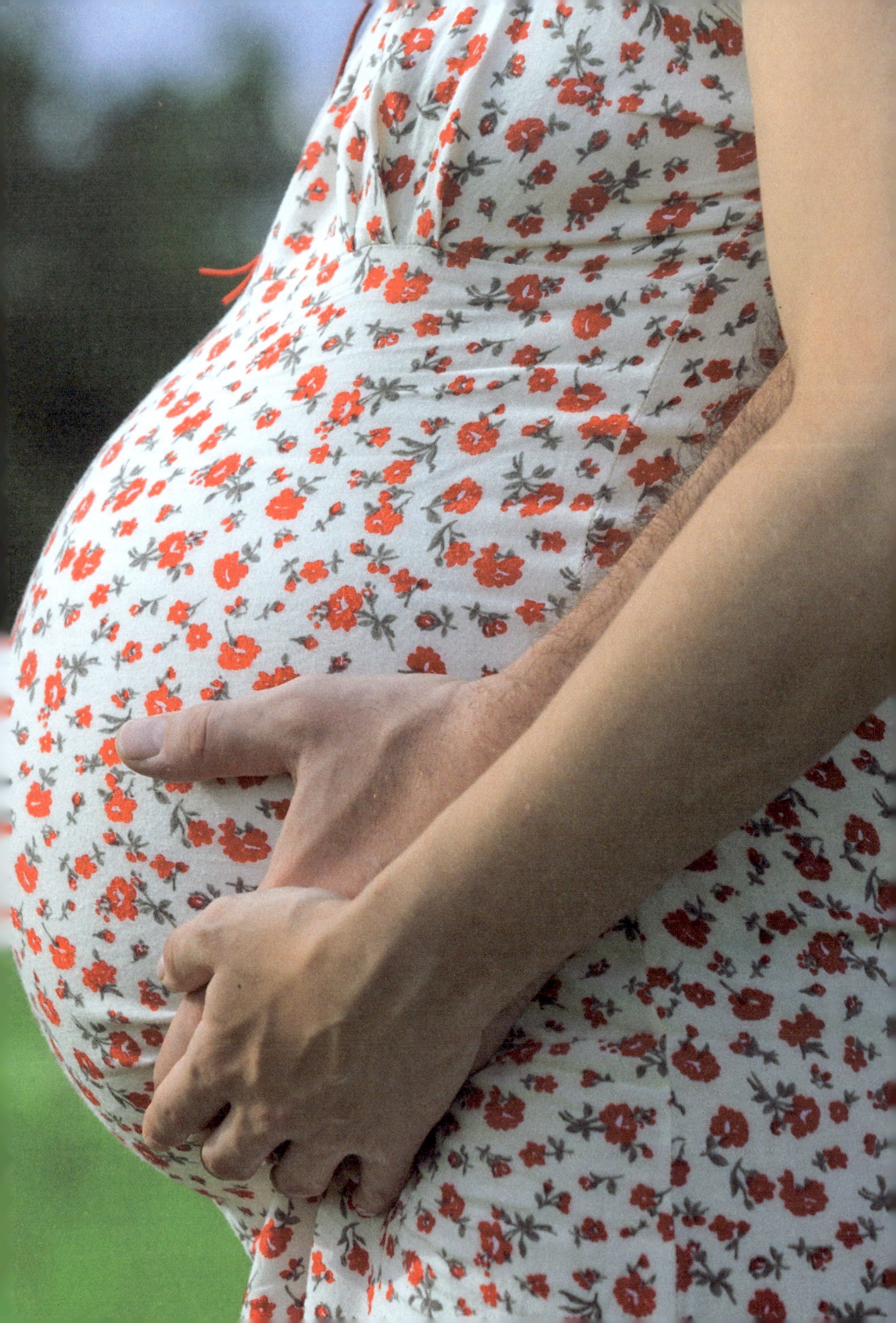

Intimité et sexualité

Par Nathan Wrobel, gynécologue obstétricien

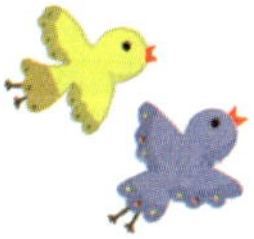

La sexualité pendant la grossesse est souvent un sujet tabou. Pourtant, rien n'est plus naturel si tout se passe bien !

La survenue de la grossesse, cette grossesse tant attendue, trop longtemps espérée, ou bien au contraire peu ou pas du tout désirée, va façonner la relation de la future mère avec le monde extérieur : besoin de se montrer, de souligner l'arrondi de ses formes, d'exhiber son bonheur ; ou, au contraire, désir de cacher, de dissimuler son ventre sous d'amples vêtements. Bien souvent, la femme est en proie à des sentiments ambivalents, qui mêlent de manière intrinsèque le désir et le non-désir de grossesse.

Dans l'intimité, c'est plutôt le désir de montrer ce ventre rond au compagnon qui va l'emporter : la grossesse vient souligner le désir de partager l'heureux événement avec lui. Elle se fait le levier de projections familiales et personnelles et stimule la capacité de rêverie de chacun. Comment sera le bébé ? À qui ressemblera-t-il ? Quels projets formons-nous pour lui, alors qu'il n'est pas encore né ?

La sexualité pendant la grossesse est un fragment de vie dont il est peu fréquent de parler. Pour certains couples, elle est mise entre parenthèses jusqu'à la naissance. Pour d'autres, elle devient un véritable tabou, recouvert par la gestation, comme si on ne pouvait l'envisager en présence du bébé. La crainte de gêner le développement du bébé, la peur fantasmatique de le heurter lors de la pénétration, voire de lui faire mal lorsque la grossesse est bien avancée, de se retrouver à trois dans une intimité réservée à deux vont générer une abstinence qui n'a pas lieu d'être. La sexualité de procréation ne ferait-elle pas bon ménage avec la sexualité de récréation ?

Il n'y a pourtant aucun interdit d'origine morale ou religieuse concernant les rapports sexuels pendant la grossesse, qu'il s'agisse du premier, du deuxième ou du troisième trimestre. Seule la médecine, dans des exigences motivées par l'apparition d'une pathologie (saignements, mauvaise localisation du placenta, menace d'accouchement prématuré avec ouverture précoce du col utérin...), peut venir entraver ou limiter la sexualité. Mais la limitation va souvent être le fait des couples eux-mêmes. **La crainte de la fausse couche au premier trimestre** est majorée si un rapport sexuel vient à occasionner un saignement venant du col utérin (et n'intéressant donc pas le fœtus). **À partir du deuxième trimestre** survient la peur imaginaire de « toucher » le bébé avec la verge lors des rapports. **Au troisième trimestre,** la modification physique de la mère, la proéminence de son ventre obligent souvent à modifier les positions sexuelles.

En réalité, s'il n'y a pas de pathologie avérée, rien ne devrait faire obstacle à la poursuite d'une sexualité épanouie, que favorisent d'ailleurs et de surcroît la qualité des tissus cutanés et muqueux ainsi que la lubrification vaginale. Pourtant, au-delà des considérations physiques, des données psychologiques éminemment variables d'un couple à l'autre, d'une femme à une autre, d'une grossesse à une autre pour une même femme vont également intervenir : à l'exacerbation du désir des uns va s'opposer la baisse de libido des autres. Parfois – et c'est plus problématique – les variations du désir sexuel des deux partenaires se manifestent en sens inverse. On peut même assister à l'apparition inattendue d'un vaginisme (contraction involontaire et réflexe des muscles releveurs de l'anus, empêchant toute pénétration vaginale). N'hésitez pas à en parler à votre référent (sage-femme ou obstétricien). Celui-ci saura vous orienter vers une aide psychologique, qui pourra s'avérer fort utile.

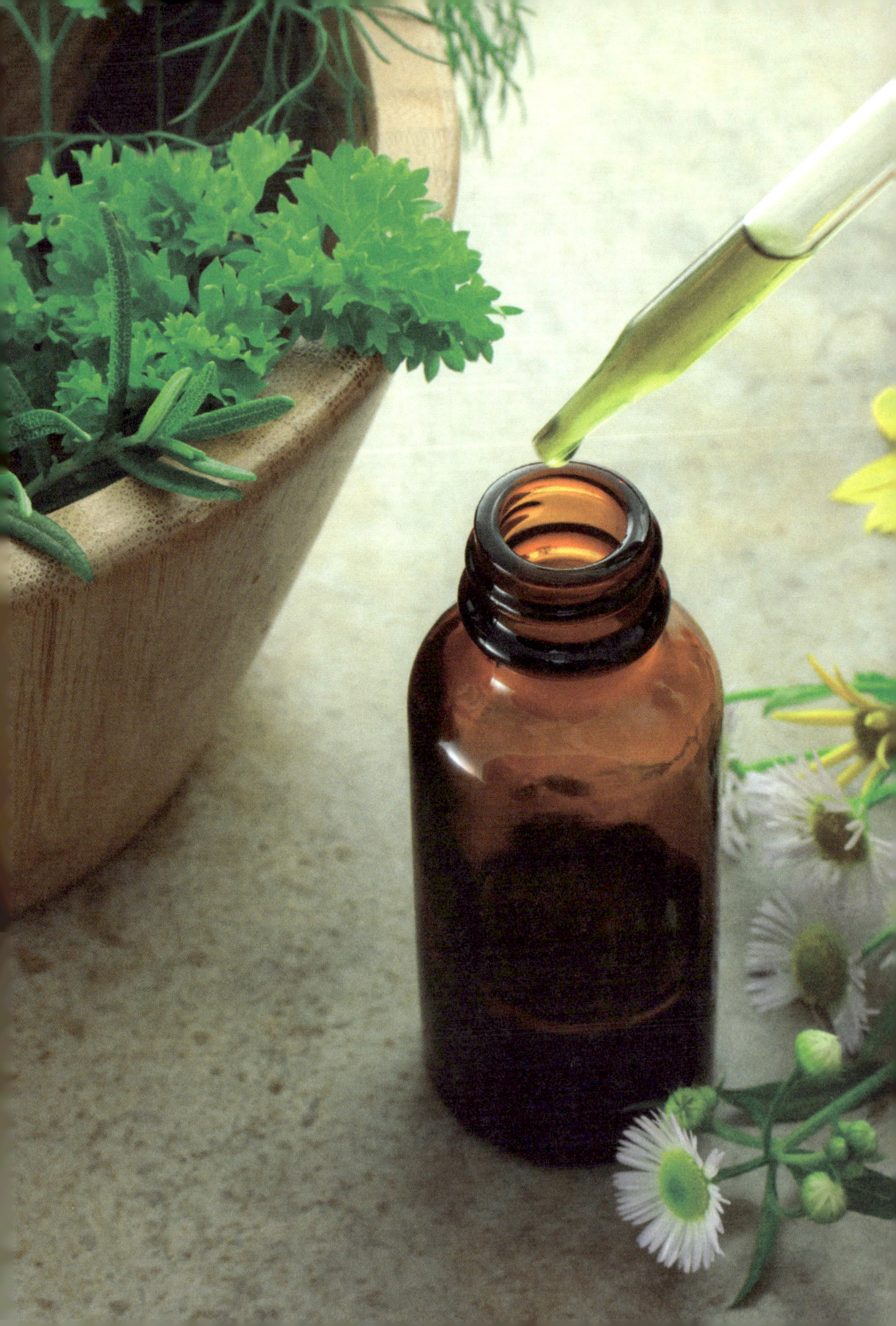

se soigner naturellement

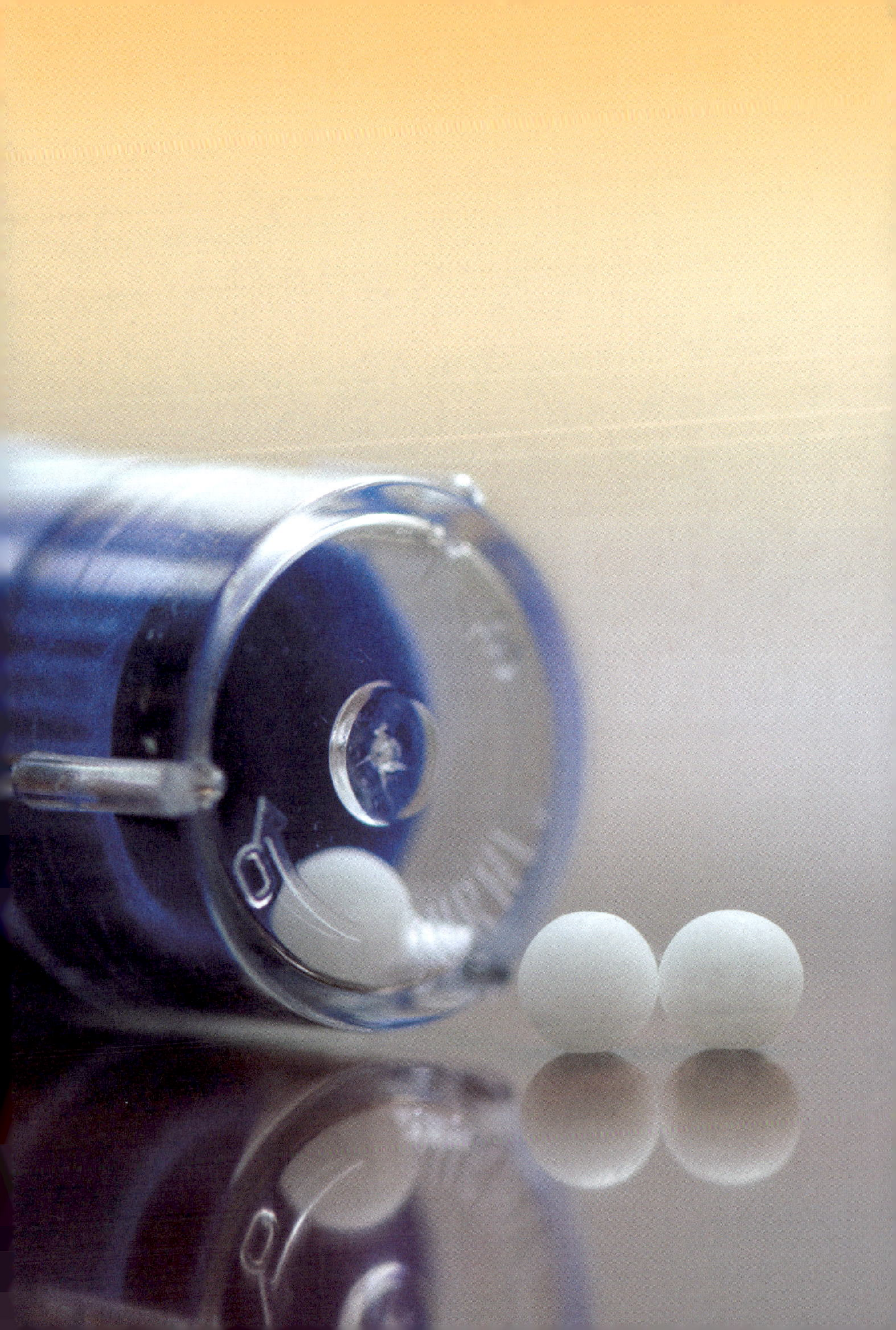

L'homéopathie

Par Nathalie Picquenard-Duan, sage-femme

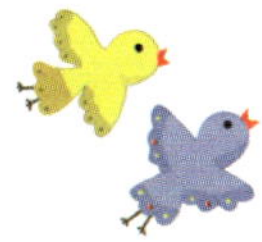

Principe de l'homéopathie : donner au quotidien, pendant un certain temps et suivant un dosage défini, des doses infinitésimales du mal que l'on souhaite combattre. Une médecine naturelle et respectueuse qui convient particulièrement pour soulager les maux de la grossesse, de l'accouchement et du post-partum.

SE SOIGNER NATURELLEMENT

Une pratique issue des observations des thérapeutes depuis l'Antiquité

Dès le ve siècle avant notre ère, le père de la médecine, Hippocrate, avait déjà fait deux précieuses observations :

- les contraires soignent les contraires (« *contraria contraris curantur* »). C'est ce qu'a développé notre médecine conventionnelle allopathique avec les anti-inflammatoires, les anticoagulants, les antiseptiques, les antibiotiques ;
- les semblables soignent les semblables (« *similia similibus curantur* »).

On retrouve là le principe observé et utilisé par l'homéopathie.

En 1790, le Dr Samuel Hahnemann, âgé de 35 ans, a déjà quatorze ans de pratique médicale « conventionnelle » derrière lui. Entendez par là que les traitements médicaux de l'époque se limitent à des lavements, saignées, diètes et utilisation de drogues nocives (arsenic, mercure…).

Dans sa jeunesse, il a étudié non seulement la médecine, mais aussi la chimie et la minéralogie. De sa pratique des expériences, il gardera un esprit curieux, observateur et rigoureux, voire pointilleux.

Quand la médecine ne suffit plus à assurer ses besoins pécuniaires, il traduit des ouvrages scientifiques, dont le *Traité de matière médicale*, de Cullen. Il apprend ainsi que le quinquina a des vertus contre la fièvre. Il en absorbe et la fièvre apparaît. C'est une révélation. Il se lance dans une recherche méthodique acharnée (mais risquée !), testant sur lui-même et ses proches quelque 400 substances, avec parfois des effets inattendus (comme la « perte de la raison » pendant une semaine).

Grâce à ses essais, Samuel Hahnemann constate que le traitement fonctionne mieux si certaines règles sont observées : la substance doit être diluée dans de l'alcool, puis fixée sur du sucre de lait (lactose), et la solution très fortement secouée (« dynamisée ») à chaque étape de la dilution. Ce protocole est toujours appliqué aujourd'hui.

Ce faisant, Samuel Hahnemann se retrouve en décalage complet de pensée et de pratique avec ses contemporains médecins. Son attitude personnelle rigoureuse, mais surtout intraitable et méprisante, lui vaut d'être attaqué en justice et calomnié, au point qu'il doit fuir à l'étranger. Vers 1840, l'Académie de médecine souhaite interdire la pratique de l'homéopathie. Quelques partisans poursuivent néanmoins l'expérimentation de nouvelles substances. Mais, très vite, ils s'opposent sur des différences de doctrine : traiter par une substance donnée le symptôme observé (homéopathie classique) ou bien considérer que chaque individu présente un terrain vulnérable particulier qui se corrige par une ou deux substances, toujours les mêmes pour un individu, quels que soient les symptômes observés (grippe, infection urinaire, torticolis, yeux rouges...). Des fondements sur lesquels repose l'homéopathie uniciste.

De nos jours, médecines allopathique et homéopathique ont appris à mieux se connaître et à se compléter. Il n'y a plus d'opposition franche entre les deux camps, tout au plus de l'indifférence.

Les principes de base de l'homéopathie

Avoir recours au semblable

Donner au malade la substance qui, si elle était absorbée par un sujet en bonne santé, provoquerait les mêmes symptômes que ceux du sujet malade.

Principe de « dose infinitésimale »

Utiliser des doses extrêmement diluées car le produit agit par sa qualité et non proportionnellement à sa quantité.

Adaptation

Face à une même maladie, les symptômes varient d'un malade à l'autre. Il faut donc un traitement adapté à chacun, en fonction de ses propres caractéristiques, et non un traitement général pour une maladie.

Contrairement aux médicaments « classiques », le traitement homéopathique n'a pas d'action chimique directe (d'où une difficulté évidente pour un laboratoire de recherche de prouver son mécanisme et son efficacité). Il agirait plutôt comme un programme d'ordinateur qui donnerait des ordres pour rétablir des fonctions naturelles perturbées. Plutôt qu'un désordre quantitatif, l'homéopathie traite une sensibilité particulière et permet ainsi un impact bénéfique sur l'ensemble de l'état général.

La préparation en homéopathie

La teinture-mère est un extrait de principes actifs de plantes obtenus par macération dans un solvant (mélange d'eau et d'alcool).

Les granules sont des billes de lactose imprégnées d'une substance fortement diluée.

- 1 goutte de la solution pure (teinture-mère) diluée à 100 gouttes : 1 CH ;
- 1goutte de cette solution à 1 CH diluée à 100 gouttes : solution à 2 CH ;
- 1goutte de cette solution à 2 CH diluée à 100 gouttes : solution à 3 CH, etc.

On trouve fréquemment des préparations à 4, 12, 15, 30 CH[1].

Il faut surtout agiter fortement (« dynamiser ») le nouveau mélange obtenu, à chaque nouvelle dilution.

Comment prendre ces granules ?

Les molécules présentes dans les granules sont en infime quantité. Il ne faut donc pas les masquer en touchant celles-ci avec les doigts (toujours un peu gras), ou en mangeant juste avant ou après la prise du traitement, ou encore en utilisant des dentifrices ou solutions buccales au goût prononcé (menthol, café…), au moins à

1. Remarque : il existe des préparations exprimées en CH (diluées dans 100 gouttes) ou bien exprimées en DH (diluées dans 10 gouttes). Il existe des équivalences entre ces deux pratiques, mais ne compliquons pas trop…

proximité de la prise du traitement. Enfin, si vous croquez les granules, ils seront si vite avalés que leur précieux contenu disparaîtra dans votre estomac avant d'avoir pu agir...

Les granules sont généralement présentés :

En tube-dose ou dose-globule, c'est-à-dire dans un tube de petite taille qui contient des granules très fins. Il suffit d'en vider l'intégralité sous la langue et de laisser fondre. Il faudra donc un tube chaque fois que cela sera nécessaire.

En tube de granules : il convient de poser le tube fermé sur son capuchon transparent. Quand vous faites tourner le capuchon, des granules tombent un à un dans celui-ci. Désadaptez alors le capuchon qui contient la dose souhaitée, versez directement le contenu sous la langue et laissez fondre.

En solution buvable : il peut s'agir de la teinture-mère directement ou d'une préparation diluée, mais non fixée sur des granules. Le flacon fait couler goutte par goutte. On peut verser le nombre de gouttes directement sous la langue ou bien dans un verre avec un peu d'eau (de source, pas trop minéralisée ni javellisée, et sans additif type sirop de grenadine).

L'homéopathie, précieuse pendant la grossesse et pour l'accouchement

Contre les nausées, vomissements et malaises

- Cocculus 9 CH pour des nausées, des vomissements accompagnés de lassitude extrême.
- Colchicum 9 CH pour des nausées en cas d'odorat hypersensible.
- Ignatia amara 15 CH pour des nausées améliorées en mangeant.
- Sepia 7 ou 9 CH pour les dégoûts alimentaires.

- Sepia 15 CH pour les nausées matinales à la vue ou à l'odeur des aliments.
- Tabacum 9 CH pour des nausées avec pâleur, palpitations, vertiges, faiblesse, voire malaise.

Contre les lombalgies

- Arnica montana 9 CH pour les douleurs musculaires, surtout si vous êtes allongée (sensation de lit « trop dur »)[2].
- Kalium carbonicum 9 CH pour les douleurs des lombaires avec sensation des genoux qui se dérobent.
- Rhus toxicodendron 9 CH pour la raideur lombaire après être restée immobile, avec amélioration grâce à la chaleur et au mouvement.
- Trillium pendulum 9 CH pour les douleurs lombaires avec impression de dislocation des os du bassin, mais avec soulagement par le port d'une gaine serrée.

Pour accompagner les contractions, le travail

- Caulophyllum 30 CH pour faire cesser les contractions utérines anormales, à un terme prématuré.
- Caulophyllum 5 CH au neuvième mois lorsque les contractions sont trop faibles pour être efficaces, afin de régulariser et d'encourager les vraies contractions. Puis doser à 9 CH en cours de travail.
- Actaea racemosa 5 CH au neuvième mois pour apaiser les contractions d'irritation (douloureuses mais peu efficaces). Puis doser à 9 CH en cours de travail
- Gelsemium 9 CH pour les moments d'anxiété et d'épuisement en fin de dilatation, alors que la sortie du bébé est loin encore.
- Argentum metallicum 10 DH quand le bébé reste haut et ne semble pas descendre dans le bassin, à l'approche de l'accouchement.

---

2. Attention : pris dans le dernier mois, il peut favoriser des hémorragies chez la mère, à l'accouchement.

Pour favoriser la récupération après l'accouchement

- Arnica montana 15 CH pour les saignements trop abondants dans les suites immédiates (après sortie du placenta).
- Arnica montana 5 CH pour les sensations douloureuses du type courbatures.
- China rubra 9 CH pour la sensation de vide intérieur et de malaise à la suite de la perte importante de masse (liquide amniotique, bébé, placenta, saignements...).
- Sepia 12 CH pour la sensation de vide intérieur avec nostalgie des mouvements du bébé dans le ventre.
- Cuprum metallicum 12 CH pour les douleurs de contractions qui peuvent se poursuivre quelques jours.

Ne vous décidez pas seule !

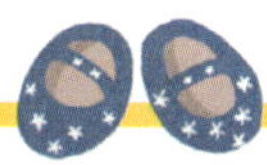

Les quelques exemples présentés ci-dessus ne sont que des exemples ! Il convient, bien entendu, de toujours se renseigner auprès d'un professionnel qui pourra adapter au mieux les produits, les dosages et les doses à vos pathologies et à votre personnalité. N'hésitez surtout à en parler à votre sage-femme ou à votre médecin. Certains sont habitués à manier l'homéopathie et ils connaissent précisément les tenants et aboutissants de votre grossesse. Ils vous orienteront au mieux.

Vos questions, nos réponses

▸ C'est compliqué de conserver les tubes.

FAUX

Comme pour tout médicament, les granules homéopathiques sont à conserver à l'abri de la chaleur, du froid et de la lumière. Il est également déconseillé de les placer sur le réfrigérateur ou près d'un four micro-ondes, les vibrations occasionnées par ces appareils pouvant interférer avec la « dynamisation » réalisée lors de la préparation en laboratoire pharmaceutique.

▸ On dit qu'il ne faut pas manger juste avant ou après une prise d'homéopathie, ni utiliser un dentifrice à la menthe ?

VRAI

Nous avons vu que les granules contiennent de toutes petites doses de substance active. Tout ce qui viendrait masquer cette dernière pourrait rendre le traitement moins efficace. Il convient donc de prendre vos granules un peu avant de manger (dix à quinze minutes) ou à distance du repas (une heure après) et de ne pas consommer d'aliments au goût fort (café, menthe, anis, réglisse...) juste après.

Il en va de même pour le dentifrice, afin d'éviter que le goût mentholé n'interfère avec la prise de granules.

Enfin, attention aux traitements simultanés par huiles essentielles. Elles bloquent l'efficacité du traitement homéopathique

▸ Les petits aussi peuvent être soignés par l'homéopathie.

VRAI

Tout à fait. C'est souvent la peur qu'ils s'étouffent avec des granules qui effraie les mamans. Mais les bébés salivent tellement quand on leur met dans la bouche quelque chose à téter ou à mordiller, que les granules fondent très vite. Sinon, il y a toujours la possibilité des préparations en solutions buvables.

▸ « Si ça ne fait pas de bien, ça ne peut pas faire de mal. »

VRAI... ET FAUX !

Cette affirmation est surtout utilisée par les sceptiques. Il suffit de comparer le nombre de patientes qui ont saigné plus que nécessaire à l'accouchement au taux d'hémorragies de celles qui ont pris de l'arnica pendant plusieurs semaines avant, pour comprendre que l'homéopathie, ce n'est pas que du placebo !

Il existe une certaine « pathogénicité » (capacité à produire des effets indésirables) pour l'homéopathie aussi. Cela survient lorsque l'on absorbe une substance qui n'est pas adaptée à la situation (erreur de traitement, intoxication...). La substance ingérée « à tort » provoque alors les symptômes qu'elle est censée soulager.

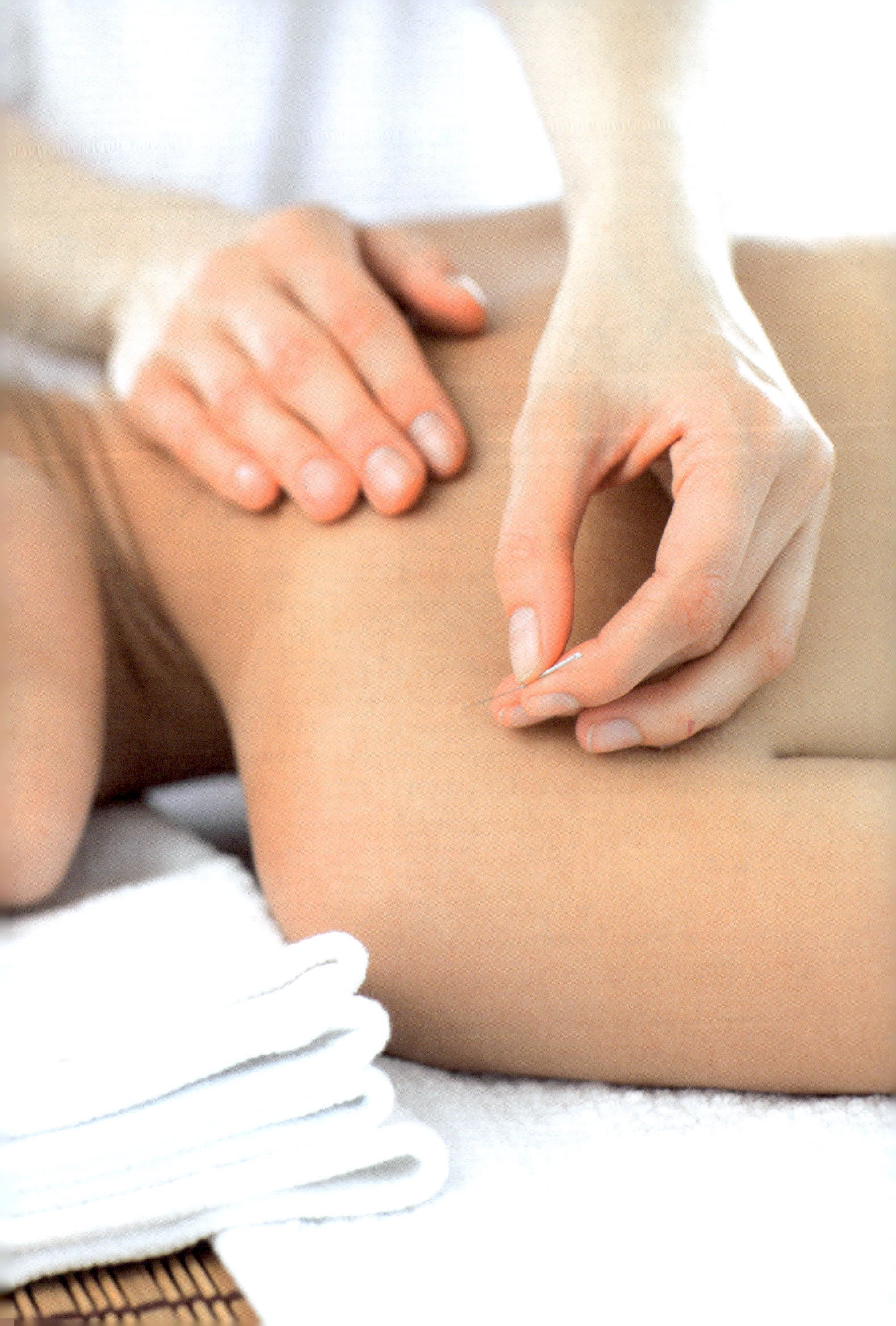

L'acupuncture

Par Nathalie Picquenard-Duan, sage-femme

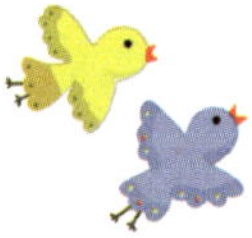

La médecine traditionnelle chinoise est pratiquée en Asie depuis trois millénaires. Elle comprend la pharmacopée (consommation de fragments de plantes, minéraux, animaux) le massage (actif !) appelé « tui na », une bonne hygiène quotidienne (alimentaire, activité physique, respiratoire...) et l'acupuncture (utilisation d'aiguilles sur certains points stratégiques). L'acupuncture est parvenue tardivement en France, où elle commence seulement à être reconnue par le corps médical.

À la base de l'acupuncture, le flux vital, ou Qi

Le fonctionnement de la médecine chinoise, très différent de celui de la médecine classique (allopathique) peut sembler un peu complexe. Afin d'y voir un peu plus clair, commençons par un exemple. Dans toutes les positions, c'est par un mouvement réflexe que nous avalons notre salive, qui descend naturellement de notre bouche à notre estomac. Et l'on parle de contresens lorsqu'il y a reflux gastrique, rot, hoquet, vomissement... Pour la médecine chinoise, la circulation organisée de notre énergie naturelle fonctionne de la même manière, en sens unique de la bouche vers l'estomac. En cas de contresens (flux d'énergie dévié), il faut alors rétablir la bonne circulation de cette énergie (appelée « Qi », prononcez « tchi »).

Parfois, sans contresens, il y a tout simplement stagnation locale de cette énergie : par exemple, les douleurs du dos avec cette sensation, quand on masse, qu'il y a une boule à cet endroit et que la douleur augmente quand on appuie dessus. Une gêne qui, finalement, disparaît au fur et à mesure du massage, par la remise en mouvement de ce qui était figé.

Parfois aussi, on observe un « vide » de cette énergie, comme après un épisode de gastro-entérite entraînant vomissements, douleurs au ventre et diarrhée abondante : on se sent sans aucune force et on apprécie une bouillotte bien chaude sur le ventre, un bouillon léger à boire. Comme s'il ne restait plus assez de force pour digérer les aliments consistants.

Enfin, il peut arriver qu'un agent extérieur pénètre et gêne l'organisme dans son bon fonctionnement, comme un coup de froid. Si celui-ci intervient au niveau d'une zone du corps liée à la digestion, des troubles digestifs apparaîtront. Si c'est au niveau d'une zone du bras traversée par un circuit énergétique passant par le cou et la tête, on peut ressentir un torticolis et/ou un mal de tête.

Il n'est pas question ici de dresser une liste complète des tracas possibles, mais de mieux percevoir la pensée chinoise : sa conception du fonctionnement du corps, comment il est déréglé et comment elle peut l'aider à retrouver son juste équilibre. L'acupuncture est l'un des moyens utilisés.

L'acupuncture, comment ça marche ?

En piquant avec de fines aiguilles des points stratégiques sur ces « routes énergétiques », appelées « méridiens », on stimule ces points pour obtenir une réponse locale (par exemple, en cas de tendinite d'un poignet, on pique des points de celui-ci) ou à distance (pour des migraines, on pique des points sur les mains et les pieds sur des méridiens passant par la tête). Il s'agit parfois certes de soulager le symptôme, mais surtout d'aller remettre de l'ordre au point de départ du dysfonctionnement qui a abouti, en bout de chaîne, à celui-ci.

En plus ou à la place des aiguilles, il est parfois plus efficace de chauffer certains points. On utilise alors du moxa, c'est-à-dire un bâton d'armoise (une plante très courante en France comme en Chine et connue pour ses propriétés curatives) chauffé comme un cigare. On peut l'approcher du point à chauffer (sans contact direct) ou bien d'une aiguille déjà posée. L'opération dégage souvent beaucoup de fumée et une odeur très caractéristique. La chaleur est d'abord décrite comme très agréable, puis, au bout d'un certain temps, elle monte vite : on retire alors le moxa et la sensation désagréable disparaît aussitôt.

Une méthode efficace pour soutenir la grossesse et l'accouchement

Parfois, certains dérèglements de l'organisme peuvent rendre difficile le démarrage d'une grossesse ou entraver la mise en route du travail à la fin des neuf mois. Par ailleurs, tout au long de la grossesse, des « petits désagréments » peuvent se manifester : nausées et vomissements durables, gonflements (des doigts, des jambes, du visage...), douleurs de dos/du bassin, reflux gastro-œsophagien, maux de tête, insomnie... Autant de situations qui peuvent vous amener à utiliser l'acupuncture.

Autre avantage de l'acupuncture : pendant cette période de la grossesse, qui implique de nombreuses précautions autour de la prise de médicaments, l'acupuncture permet parfois de traiter des troubles sans avoir besoin de compléter avec des médicaments ou en en réduisant la quantité.

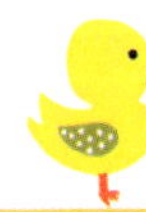

Vos questions, nos réponses

▸ Ça fait mal lorsque l'on pique.

VRAI ET FAUX

La plupart des points piqués sont peu ou pas sensibles, donc non douloureux. Pour certains points, en revanche, la douleur est incontournable. En général, l'acupuncteur vous prévient : cela permet de se sentir en confiance.

▸ On peut attraper des infections avec les aiguilles.

FAUX

Les aiguilles sont maintenant à usage unique, stériles et emballées individuellement ou par étuis de cinq. L'acupuncteur ne les sort de leur emballage qu'au fur et à mesure, vous pouvez ainsi constater par vous-même qu'elles n'ont été utilisées par personne d'autre auparavant. Ensuite, c'est une question d'hygiène des mains, pour l'acupuncteur comme pour n'importe qui !

Parfois, on peut observer une réaction une fois l'aiguille posée : un petit point rouge apparaît au point de piqûre. Il indique que le corps a perçu l'« agression » et qu'il y fait face en y apportant les défenses immunitaires utiles. C'est donc une réponse normale et correcte du corps, en aucun cas un problème.

▸ L'acupuncture permet d'agir sur le stress.

VRAI

Qu'est-ce que le stress, au juste ? Il y a le « bon » stress : celui qui nous fait nous mettre en mouvement (l'éblouissement du soleil qui nous fait plisser les paupières et prendre des lunettes pour protéger notre rétine ; le froid qui nous fait choisir des vêtements chauds). Celui-ci est à encourager !

Et puis, il y a le « mauvais » stress : celui qui nous paralyse, nous fait transpirer et bégayer avant un entretien d'embauche. Ce stress-là est le signe d'un défaut de fonctionnement du corps (par corps, entendez l'esprit aussi : pas de fragmentation physique/psychique en vision chinoise !). L'acupuncture peut aider le corps à retrouver un fonctionnement optimal et à ne pas laisser les émotions prendre le dessus. Les émotions doivent s'exprimer, mais comme tout le reste : avec l'intensité et au moment adaptés.

▸ Avec l'acupuncture, on peut arrêter de fumer.

VRAI

Le corps est programmé pour trouver autour de lui les moyens de sa survie et de son évolution. Il n'est en aucun cas constitué pour s'intoxiquer, mais, au contraire, pour lutter. L'acupuncture peut tout à fait être un moyen d'aider le corps à ne plus apprécier le tabac, elle est même très efficace pour cela.

▸ On peut se retrouver couvert d'aiguilles, comme un hérisson.

VRAI ET FAUX

Si cela peut se voir en Chine, ce n'est certainement pas le cas en France. Il y a différents courants de pensée, en médecine chinoise comme ailleurs. Certains se fixent un nombre maximal d'aiguilles. L'acupuncteur doit surtout savoir choisir de façon appropriée les points à piquer en fonction de l'état précis de la personne. Il n'existe pas de recette prête à l'emploi.

▶ Avant une séance, on va me poser des questions bizarres.

VRAI

On a vu que la description du fonctionnement du corps parle de méridiens qui parcourent tout le corps, en surface et en profondeur. Les organes agissent ensemble, collaborent dans ce bon fonctionnement. Le déséquilibre peut provenir d'un méridien, ou de tel ou tel organe. L'examen et les questions posées vont orienter le praticien dans sa réflexion. Ainsi, on pourra vous demander si vous mangez surtout salé, amer, piquant, glacé, tiède, le matin… Si vos urines sentent fort. Si vous dormez mal, surtout vers minuit ou 3 heures du matin. Si vous transpirez la nuit, etc.

▶ Avant de nous piquer, on nous fait tirer la langue !

VRAI

Votre langue en dit long ! Et pas seulement par sa longueur ! Tout votre corps exprime au-dehors comment il va au-dedans : votre teint (blafard, rouge, lumineux…), votre regard (lumineux, terne, trouble, éteint…) et bien plus encore. Eh bien, votre langue aussi : craquelée, sèche, pointue, bleutée, molle, épaisse, large, tombante, avec empreinte de dents, rouge sur les côtés ou sur la pointe, présentant des points rouges… Ou encore couverte d'un enduit brillant, mince, épais, blanc, jaune, au centre ou en arrière… Qui plus est, votre langue change en fonction de votre état. Ne vous brossez donc pas la langue quand vous vous lavez les dents : vous feriez disparaître des indices précieux !
De la même façon, on vous prend les pouls (eh oui LES pouls !) au niveau des deux poignets. En médecine chinoise, on observe le pouls sur au moins douze positions quand on pose les doigts sur votre poignet. Là aussi, quelle mine d'informations sur votre état

et son ou ses possibles dérèglements : rapide, tendu, serré, court, flottant, ample, superficiel…

▸ L'acupuncture permet de soigner des maladies de la grossesse comme l'hypertension ou le diabète.

FAUX

L'acupuncture ne traite pas les maladies : elle a pour objectif d'aider le corps à maintenir ou à restaurer un état qui permet de s'adapter à l'environnement. Si un déséquilibre aboutit à un état qui favorise des pathologies comme le diabète, l'hypertension, l'anémie ou bien d'autres encore, traiter ce déséquilibre peut aider le corps à se rapprocher de son état de santé. Dans certains cas, on peut anticiper et corriger un état que l'on pense propice au développement d'une maladie occidentale.

▸ L'acupuncture peut aider à retourner un bébé qui reste en présentation du siège.

VRAI

Dans un processus naturel, à un certain stade de la grossesse, les courants énergétiques du corps de la mère se modifient, s'adaptent, et cette modification encourage le retournement du bébé de manière spontanée. Il se peut que cette évolution de la circulation énergétique maternelle ne se fasse pas correctement. La réajuster peut alors permettre au cours normal de reprendre, et le bébé se retourne. Si le bébé reste en siège malgré une circulation énergétique correcte, l'acupuncture n'y changera rien, car elle n'agit pas directement sur l'enfant. Il y a parfois de bonnes raisons de rester en siège !

▸ En maternité, il n'y a pas d'acupuncteur.

VRAI ET FAUX

En fait, il y a maintenant quelques sages-femmes et médecins formés à cette spécialité, mais pas assez encore. C'est pourquoi peu de maternités vous proposent actuellement cette option. Renseignez-vous, car cela peut vous être utile, tout autant pendant le travail (pour favoriser la progression du travail, la descente du bébé...) qu'après : l'acupuncture peut vous aider à mieux récupérer d'un accouchement long, d'un périnée douloureux. Elle peut être un soutien précieux en postopératoire après une césarienne ou en cas de difficultés à la mise en route de l'allaitement.

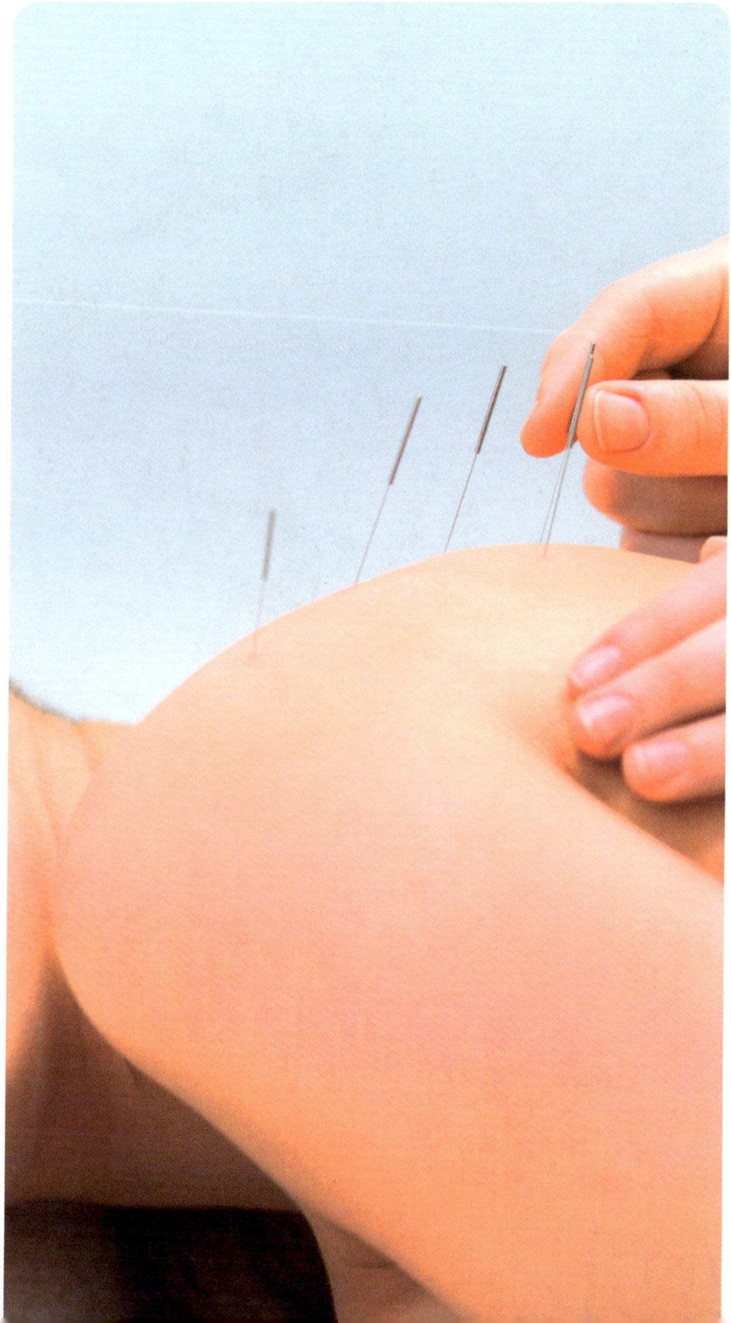

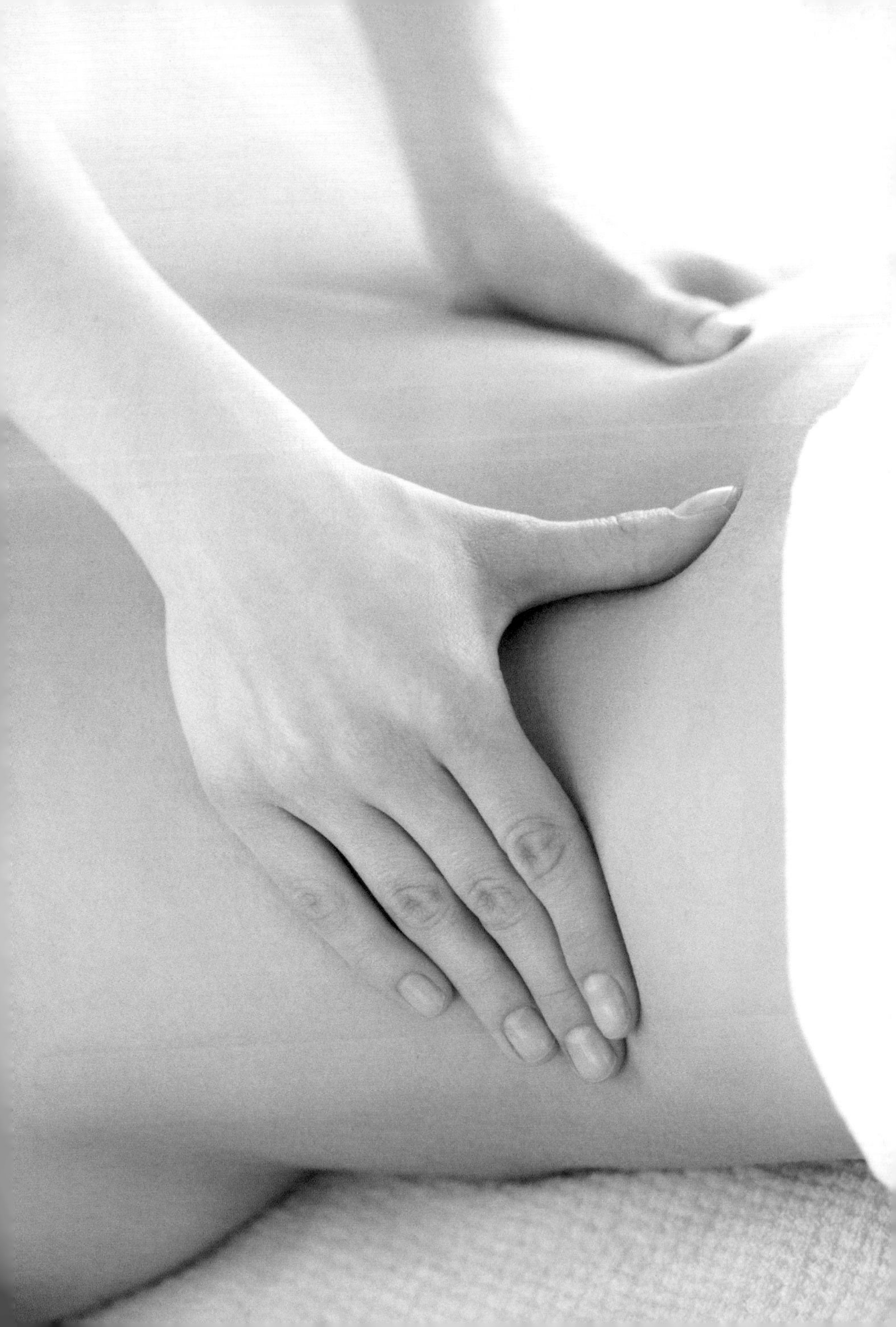

L'ostéopathie

**Par Claude Vouillot, sage-femme,
et Aurélien Barrat, ostéopathe**

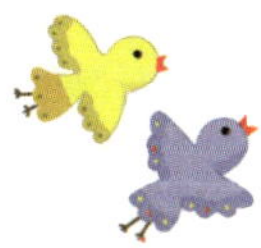

Pendant la grossesse, votre organisme doit sans cesse s'adapter. L'ostéopathie est une médecine manuelle qui peut se révéler très utile durant cette période charnière. Elle vous aide à maintenir confort et équilibre, afin que puisse s'exprimer tout le potentiel naturel de votre corps. En harmonisant l'équilibre global à chaque étape de la grossesse, en plus du bien-être quotidien pour vous et votre enfant, cette pratique permettra à votre corps de vivre pleinement toutes les dimensions de l'accouchement, le jour J.

Votre corps, un système complexe organisé pour accueillir la vie

Durant la grossesse, tout l'organisme est sollicité afin d'accueillir l'embryon. De nombreuses parties du corps vont interagir, coopérer et s'adapter dans ce but. Les systèmes circulatoires et hormonaux vont accroître leur activité. Les tissus, les muscles et les articulations vont être sollicités, à la recherche d'un nouvel équilibre postural.

Le bassin devient le « berceau » de la grossesse. Son anatomie, si spécifique, lui permet, en neuf mois, de s'adapter au développement de l'enfant, puis à l'accouchement.

En plus du bassin, deux zones anatomiques vont être particulièrement sollicitées pendant la grossesse :

- **le diaphragme abdominal,** structure musculaire puissante en forme de dôme séparant la cage thoracique de l'abdomen. Sa détente est nécessaire pour garder une bonne amplitude respiratoire ;
- **le périnée,** savant tissage musculaire en forme de large hamac fixé sur le bassin. Son rôle est de soutenir l'utérus.

La liberté de mouvement du couple diaphragme-périnée va être primordiale pour le bon déroulement de la grossesse. Une mobilité optimale de ces deux muscles améliore votre bien-être général.

Pour de multiples raisons, les structures des tissus de ces zones (bassin, diaphragme, périnée, vertèbres...) peuvent perdre leur liberté de mouvement. Ce phénomène, appelé « restriction de mobilité » (ou plus couramment « blocages »), est susceptible d'entraîner des difficultés d'adaptation à la posture de grossesse, à l'origine d'inconforts et de douleurs. L'ostéopathie s'emploie à rechercher et à traiter ces blocages.

Que peut vous apporter l'ostéopathie durant votre grossesse ?

Le champ thérapeutique est large, puisque l'ostéopathie peut participer à l'amélioration de nombreux troubles fonctionnels :

- **troubles posturaux** (hypercambrure, déséquilibre antérieur...) ;
- **troubles digestifs** (brûlures gastriques, constipation...) ;

- **troubles du sommeil** (réveils nocturnes, fatigue…) ;
- **troubles circulatoires** (jambes lourdes, congestions veineuses, hémorroïdes…) ;
- **troubles urinaires** (cystite, incontinence d'effort…).

L'ostéopathie peut être aussi une solution efficace pour soulager les douleurs de la grossesse. Vous éviterez ainsi la prise répétée de médicaments, peu souhaitable pour vous et votre bébé. Elle permet également d'améliorer le confort du fœtus en relâchant son environnement direct. L'utérus est une poche en forme de poire renversée qui va se contracter, dans son ensemble, lors de l'accouchement. Avant cela, il garde une capacité de contraction locale, décrite par les femmes comme une sensation de « ventre dur par moments ». Si on compare l'utérus à une montgolfière accrochée au bassin par des cordages (que sont les ligaments), on peut mieux comprendre l'apparition de ces contractions : lorsque ces cordes sont trop serrées, l'utérus peut perdre de sa capacité d'expansion et réagir localement en se contractant. En restaurant la souplesse de ces ligaments, l'utérus se développe de manière optimale, le fœtus gagne de la place en évitant les mauvaises positions, freins possibles à une croissance harmonieuse.

L'ostéopathie permet, enfin, d'équilibrer toute la mécanique corporelle nécessaire à un accouchement normal. Le sacrum, par exemple, effectue deux mouvements pendant l'accouchement. C'est cette mobilité, appelée nutation/contre-nutation, qui permet le passage du fœtus. Une restriction de mobilité entre la dernière vertèbre lombaire et le sacrum peut perturber et limiter le mouvement du sacrum.

Ainsi, lors d'une consultation, l'ostéopathe aura pour objectif :
- **de soulager les douleurs** en traitant les causes des dysfonctionnements ;
- **d'améliorer le confort du fœtus** en relâchant son environnement ;
- **de favoriser les conditions biomécaniques propices à un accouchement normal.**

Lorsque la cause de la douleur a une origine organique (maladie, fracture...), ce n'est pas, en premier lieu, du ressort de l'ostéopathie. C'est pourquoi une séance ne dispense pas d'une consultation gynécologique préalable.

Quand consulter votre ostéopathe

L'ostéopathie peut être pratiquée à titre préventif ou thérapeutique avant, pendant ou après la grossesse. Voire, dans certaines circonstances, pendant l'accouchement.

En prévention : il n'est pas nécessaire d'avoir mal quelque part pour consulter. En l'absence de symptômes, une consultation par trimestre peut être utile. Cela vous aidera à gérer les désagréments de la grossesse et à préparer au mieux l'accouchement. Le traitement n'est d'ailleurs pas systématique et s'apprécie en fonction de votre vitalité globale. Le but n'étant pas de lever tous les « blocages », mais bien de conserver un équilibre.

Le premier traitement préventif reste néanmoins la consultation avant conception, qui peut se révéler utile pour préparer le corps à la grossesse.

Le traitement curatif s'effectue lorsqu'une douleur apparaît ou que des troubles fonctionnels s'installent. Le nombre de séances requis sera fonction de plusieurs critères que le praticien sera à même de juger. Il n'est pas rare qu'une seule séance suffise.

Quelques symptômes fréquemment soulagés par l'ostéopathie :

- **les sciatiques ;**
- **les maux de dos (lombalgie, dorsalgie, cervicalgie) ;**
- **les douleurs au pubis (pubalgie) ;**
- **les maux de tête (céphalée, migraine) ;**

• les troubles digestifs (nausée, colite, brûlure gastrique ou constipation);
• les congestions veineuses et lymphatiques (œdèmes, varices);
• les douleurs ligamentaires, les lourdeurs et pesanteurs du bas du ventre (utérus contractile);
• les troubles urinaires non infectieux;
• les douleurs et tensions périnéales;
• les fatigues et troubles du sommeil.

Comment se déroule une séance

Il n'existe pas de modèle unique et l'accueil du patient n'est pas standardisé.

Néanmoins, une consultation commence généralement par un entretien (exposé du motif de consultation et de vos antécédents personnels), suivi par des tests de mobilisation. Ceux-ci vont permettre au praticien de répondre au mieux à votre demande. Si cette problématique ne relève pas de ses compétences, l'ostéopathe veillera à vous réorienter vers le praticien adéquat. Vous serez ensuite allongée sur le dos ou sur le côté (en fonction de votre terme). L'ostéopathe va alors utiliser ses mains pour redonner de la mobilité à certaines zones de votre corps. Les techniques utilisées se veulent douces, respectant au mieux votre confort et celui du bébé.

Comment trouver votre ostéopathe

Différents critères peuvent être pris en compte dans le choix d'un praticien.

Ses connaissances théoriques

En plus de la formation initiale, certains praticiens se spécialisent en effectuant des formations autour de la périnatalité. En effet, l'ostéopathie chez la femme enceinte requiert une approche particulière et des connaissances approfondies de la grossesse.

Son savoir-faire pratique

L'expérience se crée en pratiquant. Il s'agit ici de s'assurer que l'ostéopathe a l'habitude de traiter les femmes enceintes.

Son savoir-être

Le respect des valeurs d'écoute, d'humilité et d'éthique est le critère essentiel dans la prise en charge de la patiente.

Un bon ostéopathe sait concilier les trois facettes citées ci-dessus et adapter son traitement à chaque situation.

De plus en plus de sages-femmes, gynécologues et autres acteurs de la périnatalité travaillent en collaboration avec des ostéopathes. N'hésitez pas à leur demander conseil.

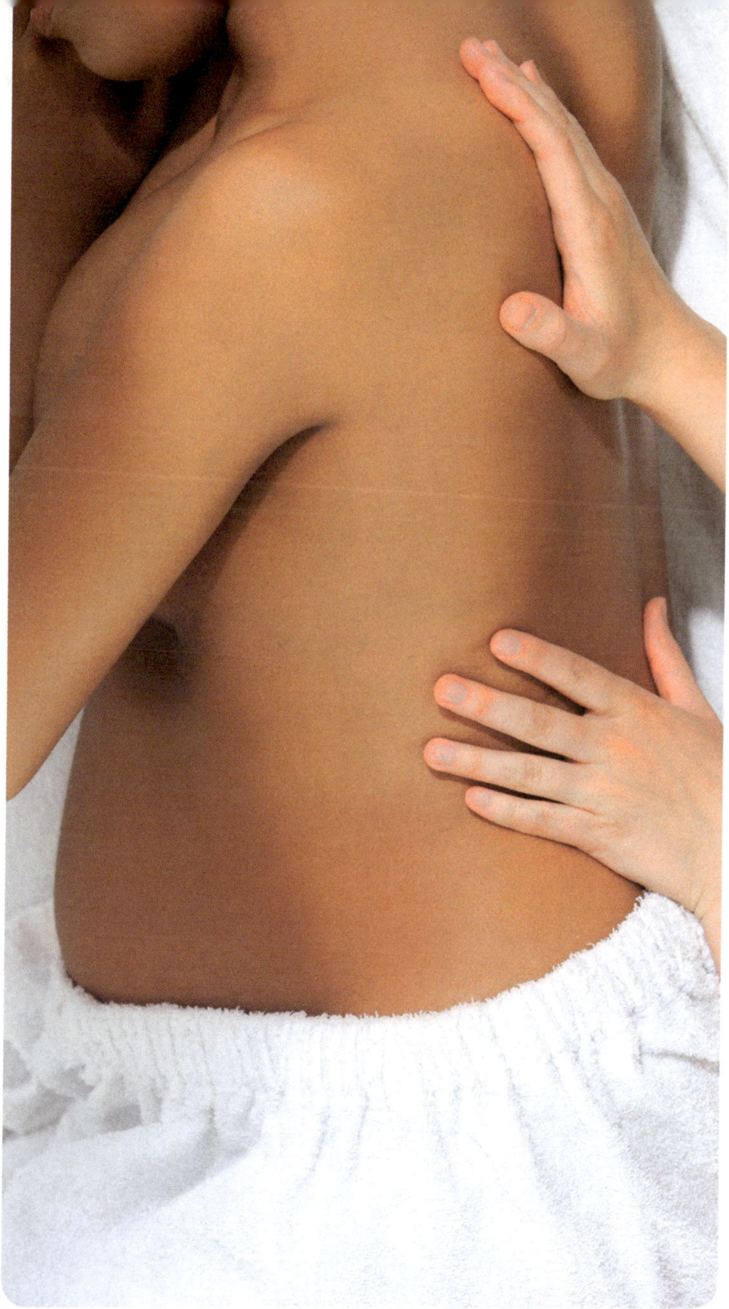

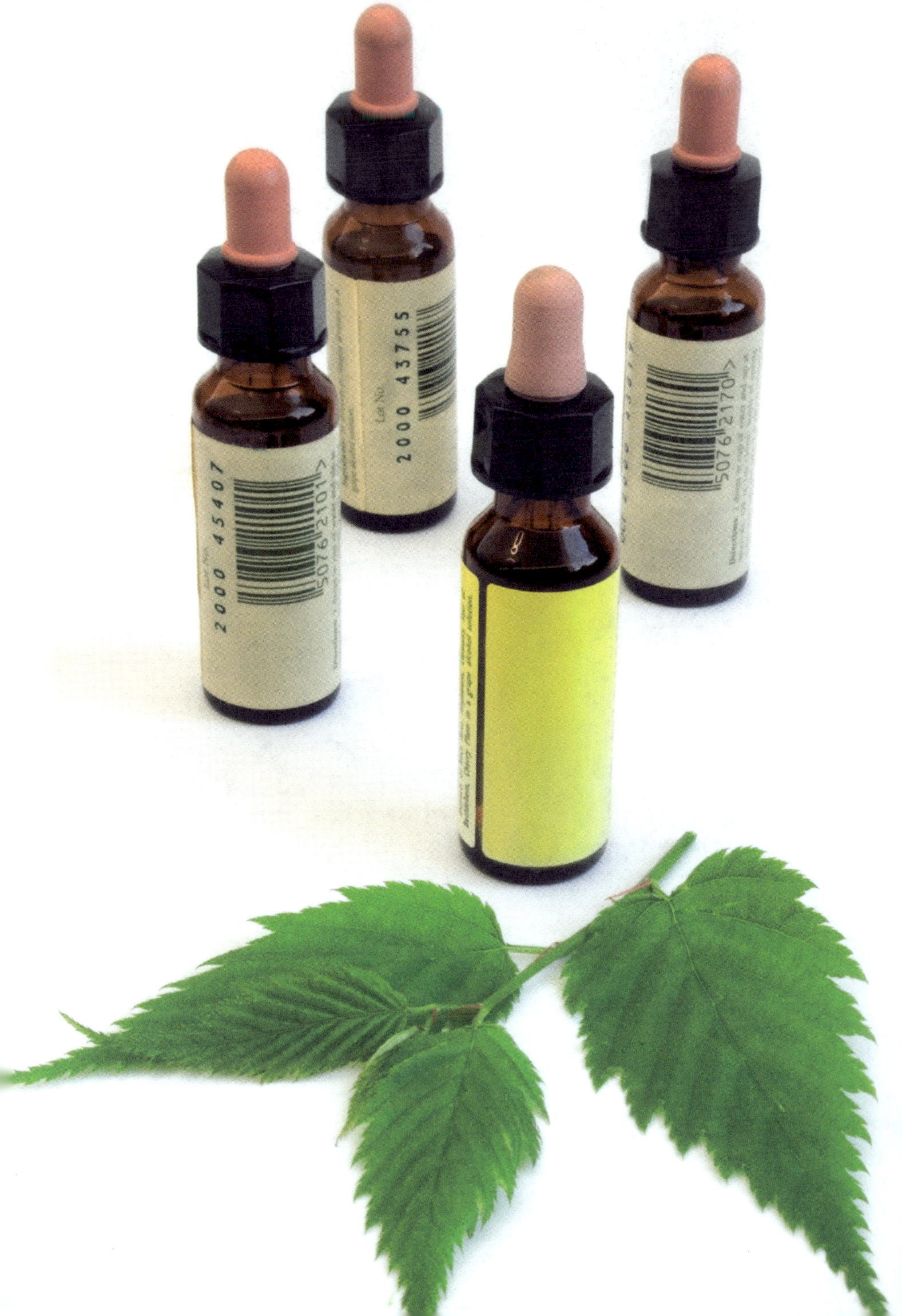

Lot No.
2000 45407
50762101>
Lot No.
2000 43755
50762170>

La phytothérapie, les huiles essentielles, les fleurs de Bach

Par Nathalie Picquenard-Duan, sage-femme

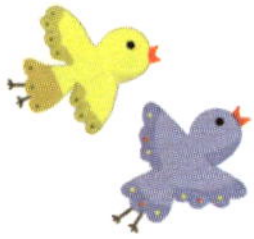

SE SOIGNER NATURELLEMENT

La phytothérapie

La phytothérapie, qu'est-ce que c'est ?

La phytothérapie est l'utilisation à visée thérapeutique de plantes choisies pour leurs propriétés curatives. On peut traiter ces plantes sous différentes formes :

- en infusion : les faire tremper quelques minutes dans de l'eau frémissante non bouillante (objectif : faire passer les principes actifs de la plante dans l'eau, et seulement eux, sans la cuire) ;
- en décoction : plonger les plantes dans une eau froide, puis les faire bouillir quelques minutes (méthode adaptée pour les plantes

à écorce, qu'il faut fragiliser davantage afin de permettre aux principes actifs de passer dans l'eau) ;

- à « dégorger » dans du sel : le terme n'est pas très sympathique, mais il signifie simplement, pour les racines (navet, radis noir), de les couper en tranches et de les saler pour en faire sortir l'eau (et, avec elle, les principes actifs) ;
- en solution buvable prête à l'emploi : il s'agit le plus souvent de plantes déjà infusées ou passées par l'étape de la décoction (voire de l'extraction par trempage dans de l'alcool). Il n'y a plus qu'à en prendre un bouchon (ou plusieurs), à boire pur ou dilué dans un peu d'eau.

Des plantes, oui... mais pas trop le soir !

On peut utiliser une grande diversité de plantes, même pendant la grossesse. Vous avez probablement déjà entendu parler des tisanes « de grand-mères »... Attention toutefois : prises le soir au coucher, elles ont un effet diurétique la nuit. Or, lorsque vous êtes enceinte, votre vessie sait déjà bien se rappeler à votre souvenir, même sans tisane !

Quelques exemples de principes actifs de plantes

- **La canneberge** lubrifie les voies urinaires (utile pour éviter une infection urinaire dans les cas d'irritation).

- **La feuille de vigne** encourage la circulation veineuse et lymphatique (dans les cas de rétention d'eau).

- **Les queues de cerises** ont une action diurétique.
- **La camomille** a une action apaisante, de détente (contre l'insomnie) ou pour soulager une plaie.
- **Le framboisier et la sauge** induisent des contractions ou les amplifient (utile si le terme approche et que le travail ne vient pas).
- **L'anis** (vert ou étoilé / badiane), **le cumin**, **le carvi** ou **la mélisse** favorisent la lactation.
- **Le navet et le radis noir** drainent le foie pour l'aider à mieux éliminer les toxines et faciliter la digestion (à préférer avant la grossesse plutôt que pendant).
- **Les feuilles de persil** entravent la lactation (utile pour les femmes qui ne souhaitent pas ou plus allaiter).
- **L'hamamélis** active la microcirculation en surface (draine les œdèmes et calme les irritations locales).

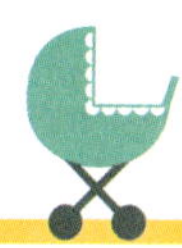

Vos questions, nos réponses sur la phytothérapie

▸ Enceinte, on ne peut pas prendre les mêmes plantes que d'habitude.

VRAI

Certaines plantes ont des propriétés toxiques. Lors de la grossesse, le problème est le même qu'avec les médicaments allopathiques. Des principes actifs peuvent conjuguer plusieurs effets : ceux recherchés et d'autres, plus ennuyeux, les effets secondaires ou indésirables. Quand il risque d'y avoir entrave au bon déroulement de la grossesse, alors mieux vaut ne pas utiliser une plante.

Il faut donc toujours prendre avis auprès d'un professionnel qui pourra vous guider.

▶ On trouve difficilement les plantes.

FAUX, « PAS SI VRAI QUE CELA »
Certes, avec l'évolution de la législation, les herboristeries sont devenues plus rares, mais il en existe encore. Et puis, les pharmacies sont bien souvent en lien avec celles-ci pour vous procurer les plantes demandées. C'est aussi l'avantage des préparations prêtes à l'emploi : elles se trouvent plus facilement en officines.

▶ Pas de sauge pendant la grossesse.

VRAI
La sauge est utilisée pour donner des contractions. On a vu qu'elle peut être recommandée lorsque le terme est atteint et que le travail tarde à arriver. Alors, pendant la grossesse, mieux vaut l'éviter. Toutefois, vous pouvez manger un plat dans lequel quelques feuilles ont été glissées : la quantité est trop faible pour avoir un effet délétère.

▶ Les Américaines utilisent des feuilles de framboisier tout au long de la grossesse.

VRAI
Comme la sauge, les feuilles de framboisier favorisent l'arrivée et l'efficacité des contractions à l'approche du terme quand le travail ne vient pas. C'est pourquoi mieux vaut s'abstenir d'en consommer pendant la grossesse. Mais son utilisation en cours de grossesse outre-Atlantique nous amène à nous interroger sur cette plante. Il semblerait qu'un effet apaisant soit observé, permettant une grossesse plus confortable, et avec moins de contractions ! Affaire à suivre…

▸ On peut mélanger les plantes.

VRAI

On utilise alors plusieurs plantes dont les actions peuvent se conjuguer ou s'amplifier l'une l'autre. Mais, là aussi, mieux vaut être bien informée et demander un conseil avisé ! Attention aux mélanges aventureux et aux effets nocifs majorés...

▸ Les plantes sont amères et imbuvables.

VRAI ET FAUX

D'abord, certaines ont un goût très doux et légèrement sucré que même les enfants apprécient. Pour d'autres, la durée de l'infusion joue un grand rôle, c'est le cas de la sauge et du framboisier. Une infusion de trois minutes suffit pour extraire une quantité profitable de principes actifs. Au-delà, d'autres molécules s'ajoutent au cocktail, et le goût est altéré (les feuilles de framboisier, par exemple, prennent un goût de jus d'artichaut...). Par ailleurs, si vous faites bouillir des feuilles, l'amertume est incontournable. C'est pourquoi, dans les mélanges feuilles-écorces, il faut faire bouillir les écorces, puis ajouter les feuilles au dernier moment, à l'arrêt de la cuisson, et servir trois minutes après.

Les huiles essentielles (HE)

Les HE, qu'est-ce que c'est ?

Ce sont les principes actifs fabriqués par la plante pour agir sur son environnement : pour attirer les insectes (odeur attractive) afin d'être « visitée » et participer à la pollinisation, ou bien pour se défendre (odeur répulsive) et se protéger des agressions (produire des molécules pour se protéger de l'agression du vent, du froid, du rayonnement solaire...). Ces principes actifs sont contenus dans des microgouttelettes d'huile, présentes en très faibles quantités dans chaque plante et donc difficiles à obtenir. Pour compliquer encore les choses, ce ne sont pas les mêmes dans les racines, les feuilles, les bourgeons, les fleurs... Et pas les mêmes non plus selon le lieu, la saison, l'altitude ou le climat.

Différentes méthodes pour les extraire

Le moyen d'extraction principal des HE est la distillation. On place une grande quantité de fragments de plantes (bourgeons, pistils, feuilles ou racine) au-dessus d'une grille qui laisse passer de la vapeur d'eau ou d'alcool. La chaleur fait éclater les cellules des plantes, et la vapeur, en montant, entraîne avec elle les fines gouttelettes de HE. Puis un tube en verre réfrigérant emmène le tout jusqu'à un récipient dans lequel la vapeur refroidie (d'eau ou d'alcool) vient couler goutte à goutte. On laisse le mélange décanter et, comme pour une vinaigrette, l'huile vient flotter en surface. Au-dessous de la couche d'huile, on obtient une solution parfumée appelée « hydrolat », « eau florale » ou « eau aromatique », qui contient quelques principes actifs solubles dans l'eau. Quant à la mince couche huileuse, elle est très riche en principes actifs, ce qui la rend utile dès qu'on en utilise une ou deux gouttes. Pour exemple, 1 litre de HE de rose nécessite la production de roses sur 1 hectare pendant un an ! D'où son prix exorbitant.

On utilise également l'extraction par solvants. D'autres moyens sont utilisés, mais plus rarement.

Une composition chimique très précise

Chaque HE obtenue est étudiée très précisément afin de déterminer sa composition chimique détaillée. La liste et les proportions des molécules chimiques retrouvées peuvent paraître inutiles. Mais ces informations sont la garantie pour le consommateur que l'huile utilisée est bien déterminée. En effet, deux variétés d'une même plante peuvent être radicalement différentes dans leur composition chimique, et donc dans leurs propriétés thérapeutiques. Pour faire simple, assurez-vous que l'huile que vous allez utiliser est labellisée « HEBBD », c'est-à-dire « huile essentielle botaniquement et biochimiquement déterminée ».

Il faut donc choisir ses huiles en distinguant tous ces éléments :

- le nom général botanique (en latin), exemple : *Lavandula* ;
- son nom précis : exemple, *officinalis* ou *hybrida* ou vraie ;
- sa composition chimique, exemple : terpène / linalol / 1-8 cinéole.

Des propriétés curatives variées

Les HE ont des propriétés curatives très larges et variées en fonction des molécules chimiques qu'elles contiennent. Les effets se répartissent ainsi :

- effets antiseptiques, anti-infectieux, voire antibiotiques ;
- effets sur les réponses inflammatoire et immunologique (anti-inflammatoires, antihistaminiques) ;
- effets sur l'activité neurologique (analgésiques, calmants, anxiolytiques, sédatifs, insomnies, antispasmodiques...) ;
- effets sur l'activité digestive (diurétiques stimulant l'excrétion urinaire, laxatifs stimulant le péristaltisme);
- effets sur le système cardiovasculaire (antihypertenseurs, vasopresseurs...) ;

- effets sur le métabolisme (antipyrétiques) ;
- effets autres : photosensibilisation (principalement les HE d'agrumes).

Précautions d'emploi

Certaines huiles, comme l'origan, sont agressives pour la peau. D'autres sont photosensibilisantes (augmentation de la sensibilité aux UV) ou susceptibles de provoquer l'apparition de taches pigmentées disgracieuses sur la peau, comme les agrumes. Par conséquent, il faut agir avec une grande précaution et respecter ces quelques règles de base :

- ne jamais appliquer une HE pure sur la peau et surtout sur les muqueuses ;
- la HE doit souvent même être très fortement diluée dans un support comme une huile végétale. Parmi les huiles de support courantes : l'huile de pépin de raisin et l'huile d'amande douce ou l'huile de noisette ;
- pour les HE à base d'agrumes, il est recommandé d'éviter de s'exposer au soleil après application, surtout pour celles des Citrus (citron, pamplemousse).

Quelques HE selon son type de peau :

- peau normale : lavande ;
- peau grasse : arbre à thé, lavande, genévrier, cyprès, bergamote, citron, pamplemousse ;
- peau sèche : rose, palmarosa, bois de santal, géranium, camomille ;
- peau mixte : lavande, citron ;
- peau sensible : camomille, rose ;
- peau mature : rose, géranium.

Certaines HE peuvent être irritantes, voire contenir des allergènes (donc être allergisantes pour certaines personnes).

Il est également possible d'utiliser les HE par voie orale, sur des comprimés neutres adaptés, pour une action générale. Mais il convient alors tout particulièrement de suivre la prescription d'un aromathérapeute qualifié.

Des HE uniquement disponibles en pharmacie...

Nous avons vu que les HE pouvaient avoir des effets indésirables, voire toxiques. Pour cette raison, un certain nombre d'entre elles ne peuvent être vendues en France que dans le circuit pharmaceutique :

- grande absinthe ;
- petite absinthe ;
- armoise arborescente ;
- armoise blanche ;
- armoise commune ;
- hysope ;
- moutarde jonciforme ;
- sassafras ;
- sauge officinale ;
- thuya ;
- thuya du Canada ou cèdre blanc et cèdre de Corée.

SE SOIGNER NATURELLEMENT

Vos questions, nos réponses sur les huiles essentielles

▸ **Pour mon accouchement, je dois prévoir un flacon d'eau d'hamamélis.**

VRAI

Nous avons évoqué l'hamamélis plus haut à propos de la phytothérapie. Pour anecdote, son nom anglais est *witch hazel*, à traduire par « herbe de sorcière »… Mais elle est en fait bien sympathique car, utilisée en application locale, elle apaise tout ce qui est rouge, gonflé, chaud, qui brûle ou qui gratte :

- bouton de moustique ;
- œdème des jambes quand il fait chaud ou après une station debout prolongée ;
- œdème des articulations lorsqu'il y a entorse (à appliquer froide très rapidement après l'entorse) ;
- irritation (et particulièrement du périnée après l'accouchement) ;
- aide à la cicatrisation de toute plaie (notamment césarienne et déchirure du périnée ou épisiotomie) ;
- facilite le décongestionnement de l'œdème des seins au moment de la montée de lait ou lors d'engorgements.

Au vu de toutes ces propriétés, certaines sages-femmes ont recours à cette eau florale pour l'appliquer sur votre périnée, soit au moment de la sortie du bébé (pour l'aider à accepter l'étirement qu'il subit), soit juste après la naissance (en plaçant un petit morceau de placenta et une compresse imprégnée de cette eau sur une petite déchirure, celle-ci cicatrisera alors plus facilement et plus vite). Ou encore dans les heures et jours qui suivent, pour décongestionner le périnée si besoin afin que vous vous sentiez plus à l'aise. Il n'y a pas de contre-indication connue et l'eau d'hamamélis est très bien tolérée par les enfants, même tout petits. D'autant qu'elle ne pique pas.

▸ Les HE sont naturelles, elles sont donc sans danger.

FAUX

Les HE ne doivent être utilisées que dans un cadre contrôlé et validé par des professionnels qualifiés. Nous avons vu que ces huiles peuvent présenter des propriétés irritantes, voire toxiques. C'est pourquoi les flacons de HE que vous auriez en votre possession doivent être tenus hors de portée des enfants.

▸ Il faut conserver les huiles à l'abri de la lumière.

VRAI

Il faut non seulement les conserver à l'abri de la lumière, mais aussi pendant une durée limitée. En effet, ce sont des huiles, et, comme les huiles alimentaires, elles se dégradent avec le temps, et plus vite encore sous l'effet de la chaleur et de la lumière.

▸ On ne peut utiliser aucune HE pendant la grossesse.

PAS SI VRAI QUE CELA

Compte tenu de la concentration de principe actif, les HE sont en général très puissantes. Mal utilisées, elles pourraient être dangereuses. Cette limitation est appliquée pour l'enfant jusqu'à ses 3 ou 6 ans en fonction des huiles. Comme pour toute médication, prenez avis d'un spécialiste avant d'utiliser une HE.

▸ Enceinte, on peut utiliser des HE en diffusion par humidificateur.

VRAI

Mais l'absorption par les voies respiratoires reste réelle. Les mêmes recommandations sont donc à suivre scrupuleusement.

Les fleurs de Bach

Les fleurs de Bach, qu'est-ce que c'est ?

Il s'agit d'extraits de plantes obtenus dans de l'alcool. On utilise une gamme de plantes dont les propriétés ont été observées sur les émotions : se détendre, éclaircir l'esprit, surmonter ses peurs. Si elles sont peu utilisées en France, on les retrouve beaucoup dans les pays anglo-saxons. En Australie, il s'agit d'une autre approche très voisine : les fleurs du bush, avec les mêmes propriétés.

Le Rescue, ou « remède miracle » contre le stress

Le produit le plus connu est le Rescue, mélange de plusieurs élixirs de plantes qui agissent sur les signes du stress : palpitations, sueurs, mains moites, bouche sèche, difficultés d'élocution, discours confus. L'apparition de ces signes en situation de stress majore l'état de malaise et donc handicape encore davantage la personne qui le subit. Prendre du Rescue peut atténuer ces symptômes et ainsi permettre de mieux surmonter les difficultés de la situation et d'en acquérir une expérience positive, laquelle l'aidera ensuite dans une spirale vertueuse : « J'y suis mieux arrivé, j'ai les capacités d'y arriver, j'ai moins peur, j'y arrive mieux... » (raisonnement de coaching très anglo-saxon.)

On trouve le Rescue sous forme de spray très facile d'emploi, directement sous la langue. Ou encore sous forme de gouttes, à diluer dans un verre d'eau. Enfin, il existe une présentation en crème, qui peut être appliquée sur les poignets, le cou ou le sternum (plexus solaire), avec une action prolongée, ou sur une ancienne cicatrice pour l'assouplir.

En termes de situation de stress, la grossesse et l'accouchement peuvent tout à fait en justifier l'emploi. La teneur en alcool des gouttes et du spray fera plutôt opter pour la version en crème.

Autre avantage de la crème : elle peut être appliquée sur le périnée en cours d'accouchement par la sage-femme si celle-ci le trouve un peu dur, crispé, tendu et si elle attribue cet état à une peur (verbalisée ou non) chez la future maman. Le périnée massé avec cette crème pourra alors être un peu plus souple... suffisamment pour laisser passer plus facilement l'enfant.

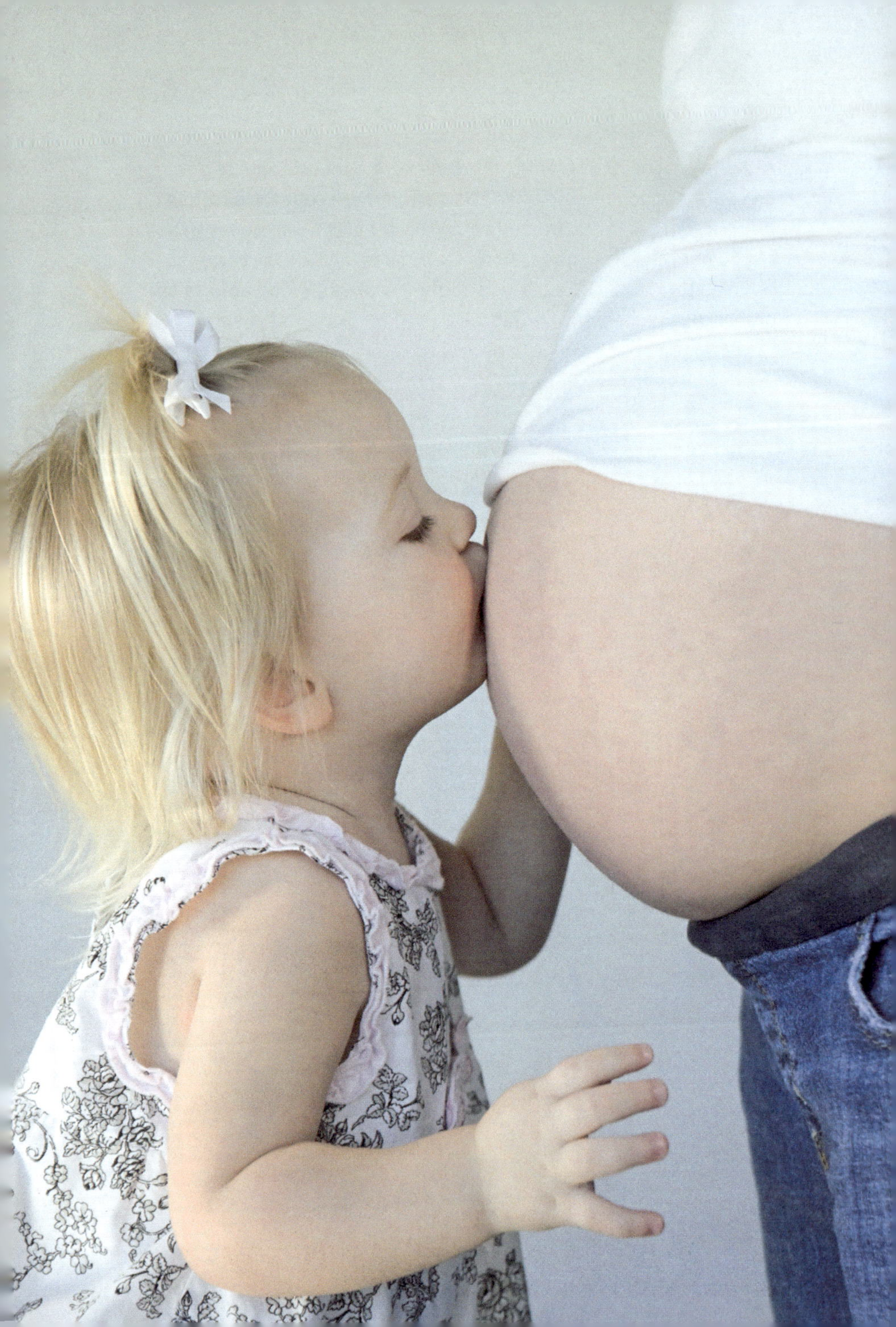

l'environnement de la grossesse

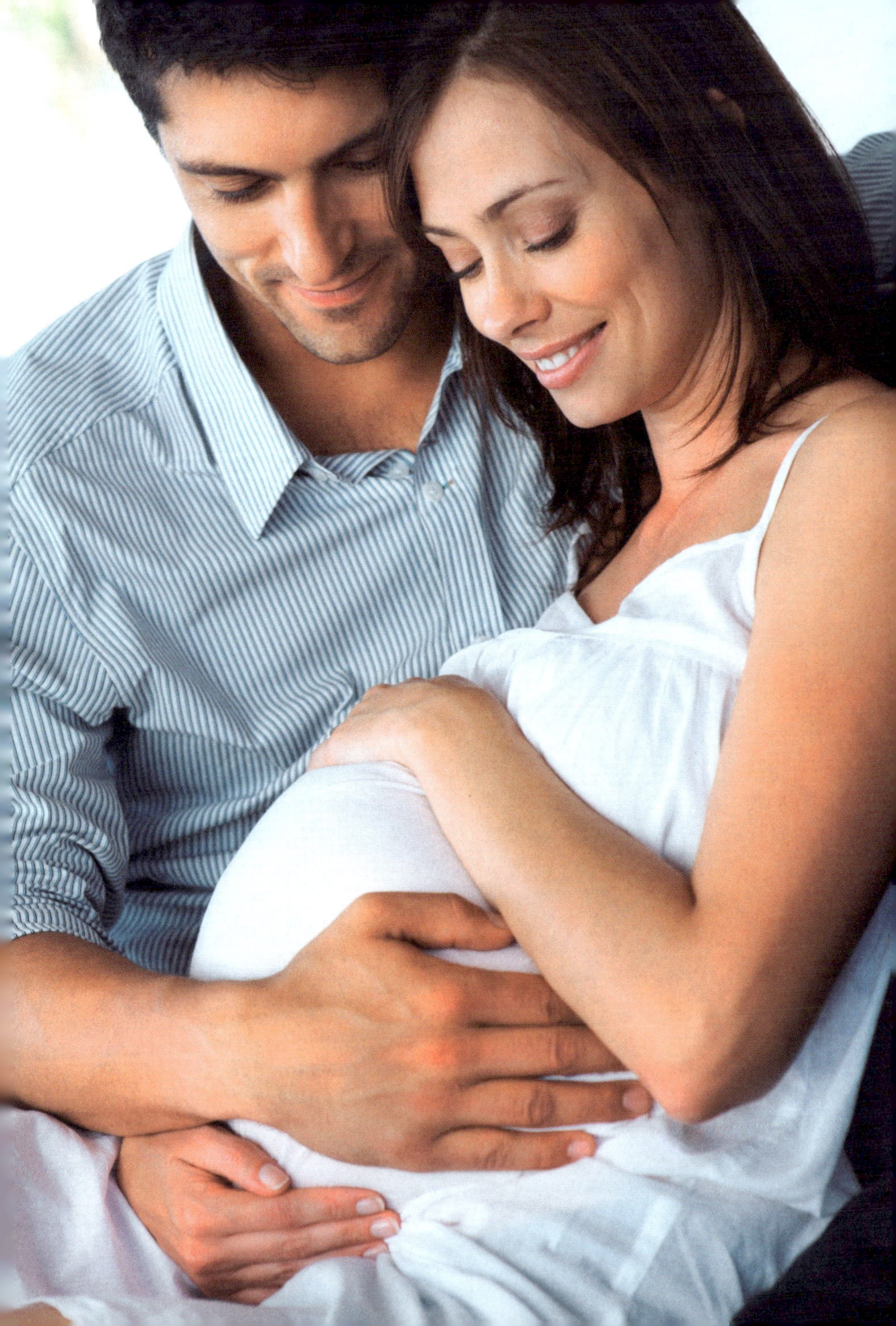

Le futur père, les frères et sœurs

Par Geneviève Wrobel, psychologue, psychanalyste

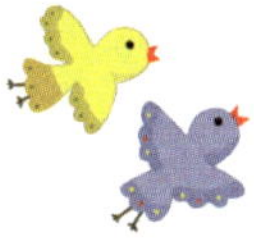

Le futur père

Aujourd'hui, la plupart des hommes veulent assister à la naissance de leur enfant. Pourquoi pas ? En effet, s'ils ont la possibilité d'en parler à leur praticien référent pendant la grossesse, ils ne risquent pas d'être transformés en spectateurs statufiés et ils accompagneront véritablement leur conjointe, à leur manière bien sûr.

La réticence de certains hommes à assister à l'accouchement de leur compagne s'accompagne d'une certaine appréhension concernant leur sexualité. Ils expriment la crainte que la vision du sexe qui se déforme pour laisser passer l'enfant n'annihile leur désir. La suite de leur discours laisse émerger d'autres craintes. Leur peur de rencontrer un fœtus ou un enfant lors des rapports sexuels après la naissance, s'énonce de manière beaucoup plus inconsciente.

Assister à l'accouchement ne représente en rien un certificat de « bonne paternité ». Vous seuls pouvez décider si vous y serez ou non, et même changer plusieurs fois d'avis.

L'enfant, un rival potentiel pour le futur père

Pendant la grossesse, il arrive fréquemment que l'homme ressente déjà, conjugué au bonheur d'attendre un enfant, un sentiment de rivalité. Le passage de deux à trois, le côté irréversible du processus, l'anticipation de la présence de l'enfant chronophage et le réveil des rivalités de l'enfance sont à l'œuvre. Là encore, ces affects témoignent simplement du travail de préparation qui anime le futur père.

Que la première tétée ait lieu avant ou après le bain donné par le père, c'est un moment d'intimité exclusif entre la mère et l'enfant. Le père se sentira très fier d'un nourrisson déjà capable de donner autant de la voix, de fixer le regard de sa mère, de téter à peine sorti de son ventre... Il trouvera certainement la scène merveilleuse, mais le sentiment est ambivalent. « Il réalise soudain qu'il n'existe plus pour elle. [...] il voit que tout son désir [à elle] se déverse dans le corps du nouveau venu. Alors le cri est lancé[1]. »

La référence du père à son propre père peut survenir de manière sereine. Parfois, elle surgit sur un mode plus conflictuel. Dans tous les cas, se pose la question de l'intégration de l'homme dans sa lignée. Lacan le souligne à propos de la reconnaissance du père par le fils, engagée au même titre que celle du fils par le père, quand l'homme s'imagine et se pense devenir père[2].

---

1. Julien Bigras, *L'Enfant dans le grenier. Le récit comme thérapeutique des terreurs infantiles précoces*, Aubier, 1987, p. 111.
2. Jacques Lacan, *Le Séminaire. 3, Les Psychoses, 1955-1956*, Paris, Seuil, 1981.

Le désir de reconnaissance et d'amour de son propre père à son égard imprègne la relation engagée par l'homme avec son propre fils. Le père nomme le fils et la généalogie nomme les places prohibées. En devenant père, l'homme investit la place qui lui était jusqu'alors interdite.

Les frères et sœurs

S'ils sont heureux et fiers d'avoir un petit frère ou une petite sœur, les enfants éprouvent aussi envers le nouvel arrivant des sentiments parfois violents et cruels. Une ambivalence qu'il faut savoir décrypter sous leurs mots…

Pendant des années, j'ai accueilli chaque semaine la fratrie des nourrissons hospitalisés en néonatologie, avant qu'ils ne rencontrent le dernier-né. Dans ce moment bouleversant de leur existence, il m'est arrivé d'entendre des fantasmes de maternité et de paternité. Ainsi, cet enfant de 8 ans rêve qu'il est le chef d'une armée de bébés en couches-culottes. Il les mène à l'assaut d'une haute montagne, il est leur porte-drapeau. Les mots qui viennent ensuite mettent en lumière son désir à la fois de nourrir son petit frère et d'être celui qui commande, qui éduque et qui protège.

De nombreux enfants imaginent des alternatives plus satisfaisantes, à leurs yeux, que celle de voir le nouveau venu rentrer à la maison après son séjour en néonatologie. Pour certains, « on va le mettre à la poubelle ». Pour d'autres, le bébé préfère aller chez la nourrice, la tante, la grand-mère ou la voisine. Pour d'autres encore, il ne pourra jamais sortir de l'hôpital : « Il ne sera jamais assez grand… Mais on viendra le voir de temps en temps. »

Un enfant de 4 ans et demi m'annonce que, lorsque sa petite sœur aura grandi et sera guérie, « elle ne rentrera pas à la maison ».

Devant mon regard étonné, il me dit qu'il va me raconter une histoire. Sa petite sœur s'en va seule dans la forêt. Elle se fait manger par un loup. Heureusement, il l'a suivie en cachette. Il prend son épée et ouvre le ventre du loup. Il se demande comment lui et sa sœur vont faire maintenant. Un autre loup arrive et mange encore le bébé. Mais le premier loup qui, entre-temps, est devenu gentil, l'aide à ouvrir le ventre du second. « Celui-là, il est mort », me dit-il. Il me regarde et ajoute, avec un sourire malicieux, qu'il va mettre le bébé dans son ventre pour le protéger des loups. Quelle valse-hésitation ! La petite sœur disparaît-elle ou non ? À la fin de l'histoire, un compromis est trouvé. Dans son ventre, comme dans celui de sa maman, elle est sauvée, mais cela lui permet, à lui, d'être encore l'enfant unique de ses parents.

Tous ces mouvements psychiques n'ont rien de surprenant ni de pathologique. En effet, la grossesse représente, pour les futurs parents comme pour les enfants, une période de maturation, à condition de trouver, si le trouble s'avère trop grand, une oreille attentive qui puisse entendre leurs doutes, incertitudes ou inquiétudes. Ils auront ainsi l'opportunité d'élaborer ce qui, de l'enfance, est resté en suspens, et ce durant la grossesse ou une fois le bébé arrivé.

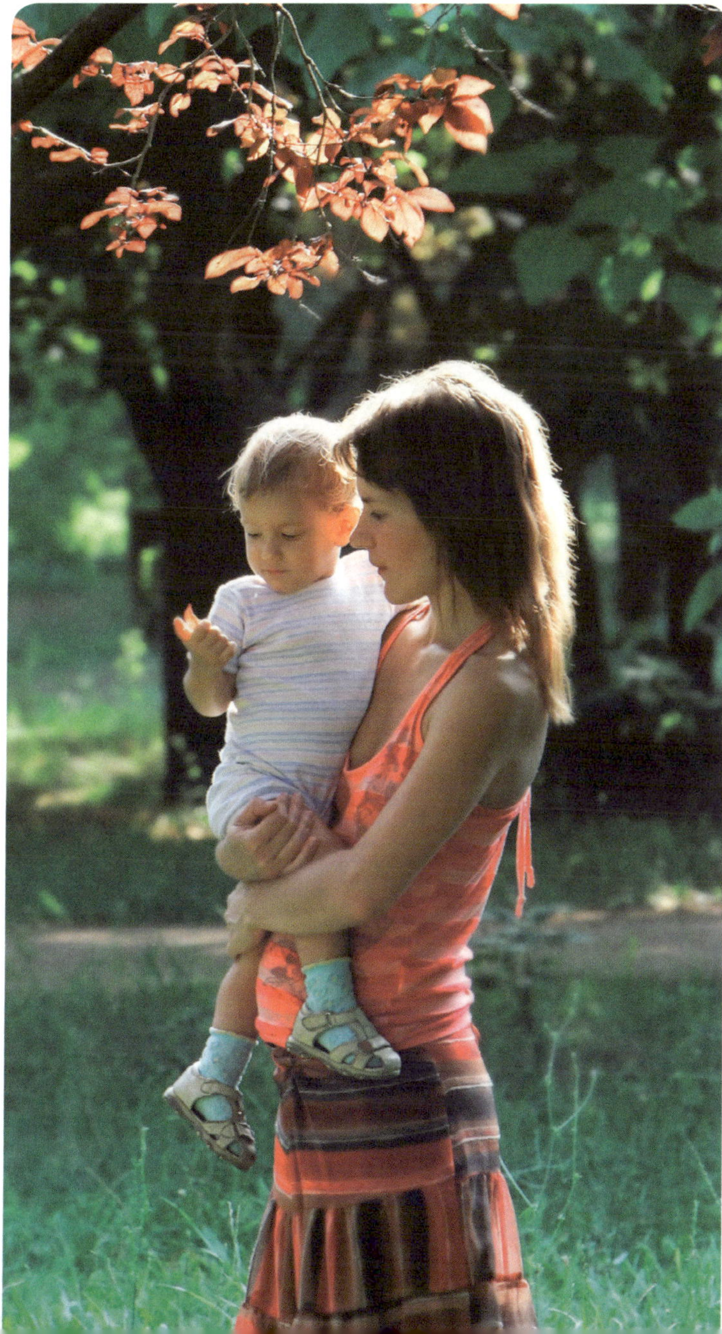

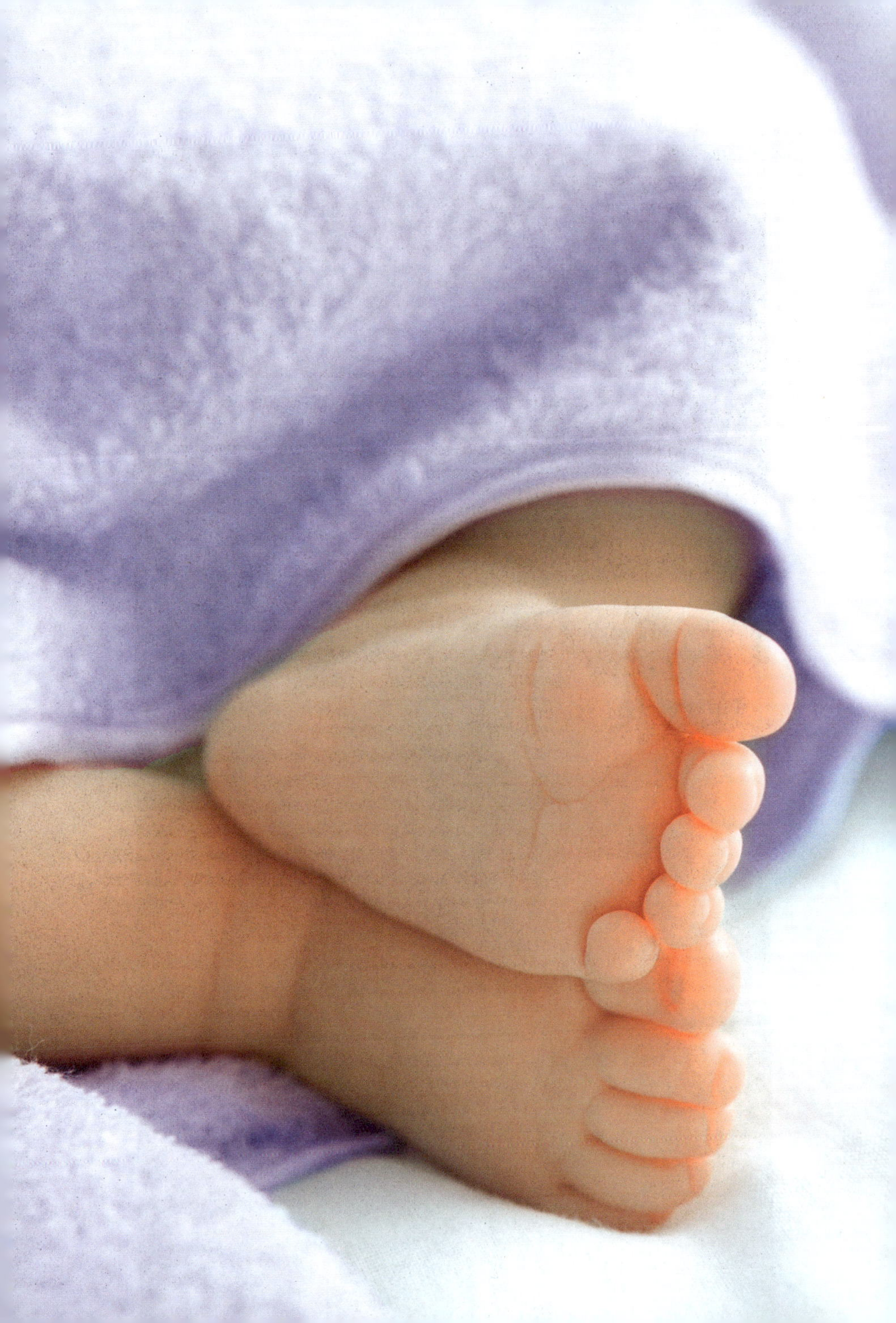

Le sexe de l'enfant

Par Geneviève Wrobel, psychologue, psychanalyste

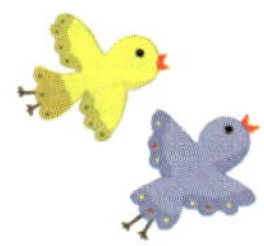

La plupart du temps, la préférence pour un sexe ou l'autre ne se comprend pas d'emblée. Seuls apparaissent des motifs rationnels. Il suffit pourtant de laisser la parole venir pour qu'émerge tout un tissu de craintes sous-jacentes, issues de l'histoire familiale.

Ce que les parents se disent

Elle souhaite une fille « pour faire plaisir à son mari car les filles sont plus proches de leur père », ou parce qu'il existe « une grande complicité avec la mère, surtout plus tard », ou encore parce que les filles sont « comme leur mère, donc plus faciles à élever ».

Elle souhaite « un garçon en premier », ou « un fils qui transmettra le nom », ou encore un garçon parce qu'« ils sont plus tendres avec leur mère ».

Il souhaite une fille parce qu'« entre un père et sa fille se tisse un lien privilégié », un garçon parce qu'« il pourra jouer avec lui » ou qu'il veut également transmettre son nom, celui de son père.

Elle et lui préfèrent un enfant de sexe différent, mais « seront heureux, quoi qu'il arrive » puisqu'elle ou lui fera plaisir à l'autre, si son propre souhait n'est pas exaucé.

Ils aimeraient tous les deux avoir un garçon parce qu'il n'y a que des filles dans la famille, ou l'inverse.

Quand le passé fait retour

Après les raisons alléguées dans un premier temps, d'autres motivations apparaissent, en fonction de l'histoire de chacun, de sa propre fratrie, de ses identifications et contre-identifications à ses propres parents, des accrocs œdipiens aussi.

Elle attend des jumeaux. Elle ne veut « surtout pas de fille… avec les filles c'est trop d'embrouilles », comme elle avec sa mère. Risque de petits visages brouillés, indifférenciés, double en miroir dans lequel elle s'abîmerait.

Un garçon, il pourra s'en occuper, le nourrir, le changer, « il est comme lui » ; une fille, il se sentirait mal à l'aise pour la changer, lui donner son bain : des désirs et des craintes liés à la question de l'inceste peuvent se révéler ainsi.

« Plus tard, les garçons abandonnent leurs parents, pas les filles »… D'ailleurs, son propre père est parti avant sa naissance.

« Les garçons crient tout le temps… » Aîné d'une fratrie de cinq garçons, il ne supporte pas le bruit des enfants.

Quand un accident obstétrical a eu lieu précédemment, connaître précocement le sexe de l'enfant peut être ressenti comme une nécessité, selon qu'il s'agit du « même » ou d'un « autre ». Dans cette situation, certains souhaitent connaître le sexe, mais le garderont longtemps secret pour leur environnement, au même titre que l'annonce de la grossesse

Avec ces situations, nous voyons comment le passé et les fantasmes de chacun influencent les souhaits quant au sexe de l'enfant à venir. Il suffit parfois d'exprimer vos craintes, notamment en présence d'un professionnel, pour que puissent émerger des motivations plus profondes. Vous pourrez les élaborer et ainsi vous apaiser. Quant au sexe de votre enfant, vous pouvez choisir de le connaître pendant la grossesse ou de le découvrir à sa naissance. Les praticiens respectent totalement vos choix, pour peu que vous les exprimiez.

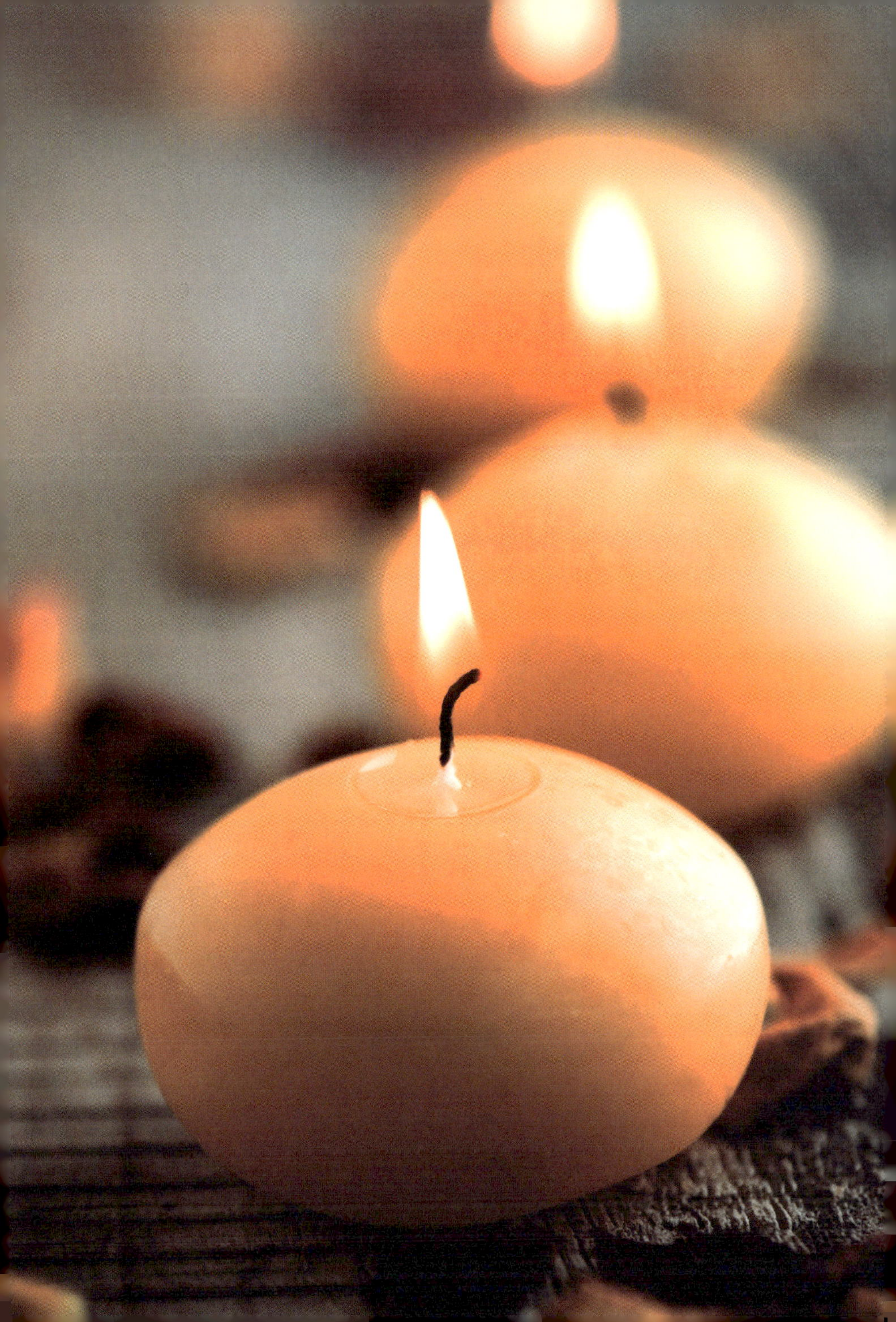

Les craintes et les peurs

Par Catherine Rouquette, sage-femme

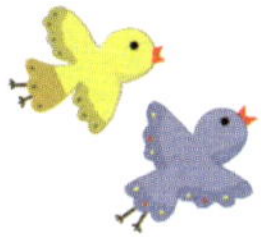

Qu'il s'agisse ou non d'un premier bébé, le rite de passage que constituent grossesse et enfantement suscite souvent des peurs instinctives. Quelques pistes pour affronter celles-ci en douceur.

Les changements physiques et émotionnels

Quelle que soit la joie que l'on éprouve à attendre son enfant, les désagréments de la grossesse (fatigue, constipation, nausées, vomissements...) peuvent gâcher un peu la belle humeur de la future maman. Parfois, la perception de leur bébé en elles peut être un peu dérangeante pour certaines femmes. Rien de plus naturel : à quel autre moment de sa vie partage-t-on à ce point son intimité avec une autre personne ? Pour d'autres, leur aspect physique ou leur inconfort peuvent être difficiles à vivre. Beaucoup de femmes enceintes sont ainsi irritables ou particulièrement sensibles.

Il ne faut jamais oublier que, pendant sa grossesse, une femme change de place dans sa lignée familiale. Elle n'est plus seulement la fille de sa mère, mais devient la mère de son enfant. Bien sûr, ce processus n'est pas conscient. Il influe toutefois forcément sur son rapport aux autres et à elle-même. Pour tracer sa propre route et faire ses propres choix de femme et de mère, la future maman devra reprendre confiance en elle, voire faire un véritable travail sur elle-même.

La peur de la mort

Il est tout à fait naturel de penser à la mort à ce moment de son existence. Sous forme de cauchemars horribles, de rêves étranges ou de réelle peur de la mort (pour soi, pour le bébé, pour ses autres enfants...), ce sentiment est très commun et reflète à quel point vie et mort sont symboliquement liées. Là encore, le lâcher-prise et la confiance en ses propres compétences aident beaucoup. C'est peut-être également le moment de partager ses sentiments avec son conjoint ou avec son praticien, qui saura écouter et rassurer. Quelquefois, un travail plus spécifique avec un psychologue ou un psychanalyste peut apporter une aide non négligeable.

La peur de la fausse couche

Beaucoup de femmes enceintes craignent de faire une fausse couche durant le premier trimestre, en particulier celles qui en ont déjà fait l'expérience. Elles attendent alors anxieusement le délai fatidique de trois mois, ou le terme auquel la grossesse s'était arrêtée la fois précédente. Nombre d'entre elles sont inquiètes, au point de ne pas arriver à se connecter avec leur bébé ou de ne pas le souhaiter. Comme si elles « conjuraient le sort », dans le but, pensent-elles, de se protéger, « au cas où ».

Les fausses couches sont relativement fréquentes : c'est comme si la nature régulait d'elle-même les grossesses en stoppant le développement des œufs de qualité insuffisante. D'ailleurs, bien souvent, en en parlant autour d'elles, les femmes confrontées à cette situation constatent que bien des femmes de leur entourage partagent cette expérience douloureuse. Mais quoi qu'il en soit, si la grossesse était souhaitée, que cette fausse couche ait eu lieu au bout de quelques semaines ou de quelques mois, la douleur, la sensation de perte sont bien réelles et il est essentiel de se sentir écoutée et soutenue dans cette épreuve. Par son conjoint, bien sûr, mais aussi par son praticien, dont le soutien bienveillant et professionnel est également essentiel.

La fausse couche tardive et l'interruption thérapeutique de grossesse (ITG)

Il arrive qu'une grossesse s'arrête à un terme relativement avancé ou que l'on découvre des « anomalies » lors du dépistage échographique, par exemple, qui imposent d'arrêter la grossesse. Quelles que soient vos convictions spirituelles ou religieuses, il est capital que le choix qui découle de cette découverte soit le vôtre et celui de votre conjoint. Le temps qui vous est donné est essentiel dans cette épreuve : temps de la décision, temps de la naissance ou temps pour souhaiter attendre. Temps pour rencontrer son enfant, même mort ou « imparfait » (on pourrait dire « différent », mais différent par rapport à quelle norme ?).

Tout cela pose des questions éthiques qui ne peuvent être que personnelles et donc singulières. Il est essentiel que l'équipe qui vous entoure vous laisse cheminer avec bienveillance, quel que soit votre choix. Plus vous vous sentirez respectés dans ce temps de votre histoire, mieux vous pourrez « vivre avec » après.

Les changements familiaux

Que ce soit votre premier bébé ou votre sixième, chaque grossesse apporte des changements dans votre structure familiale.

La relation avec son conjoint

Dans un couple, la grossesse change les rôles, les attentes et les besoins de chacun. Il est, par exemple, des femmes très actives professionnellement qui vivent la maternité comme une perte de repères et de confiance en elles. D'autres, à l'inverse, qui se croyaient timides et plutôt passives, se découvrent une énergie et une confiance insoupçonnées jusqu'alors. Mais dans tous les cas, la réévaluation de ses besoins peut constituer une source de stress.

Au fur et à mesure que son corps change, une femme enceinte peut se sentir mal à l'aise et chercher de la réassurance de la part de son compagnon. Parmi les sources fréquentes de conflit, on trouve les besoins sexuels de chacun. Fatigue et nausées peuvent diminuer de beaucoup la libido. Par ailleurs, certains conjoints peuvent être mal à l'aise à l'idée de faire l'amour avec leur compagne « en présence du bébé ».

Bien sûr, dans toutes ces situations, le dialogue et le respect entre conjoints est essentiel. Quelquefois, cela ne suffit pas et l'aide d'un professionnel peut alors être d'un grand soutien.

La relation avec ses autres enfants

Devenir maman pour la première fois est très différent d'être enceinte et déjà mère ! La quantité de travail à laquelle on doit faire face, en particulier si l'on a un ou plusieurs jeunes enfants, représente un défi quotidien et réduit d'autant la possibilité de se reposer. Il est essentiel, quand on fait le choix d'avoir plusieurs enfants, de prendre soin de soi et d'être indulgente avec soi-même.

L'épuisement peut provoquer chez une « super-maman » une pathologie ou des contractions utérines précoces. Demander de l'aide, apprendre à se fixer des limites sans se sentir coupable : autant de nécessités quand on attend un enfant.

Pour évacuer les peurs, relaxez-vous...

Des approches douces de type relaxation, sophrologie ou yoga peuvent s'avérer très utiles pour se détendre ou développer une pensée positive.

Quelques exemples :

- Je suis un mammifère, donc je suis compétente car mon corps « sait ».
- Je ne suis pas seule dans cette aventure car mon bébé est à mes côtés (et mon conjoint aussi).
- J'ai plein d'amour en moi à donner et à partager.
- Je me donne le droit d'accepter l'amour et l'attention des autres.
- Mon bébé est beau et en bonne santé.
- La douleur est une sensation qui a un début et une fin, etc.

Vous pouvez inventer votre propre pensée positive en fonction de votre ressenti.

Connectez-vous avec votre bébé...

La connexion avec votre bébé est souvent très rassurante et tendre : échanger des caresses avec lui, jouer avec lui, bref, développer votre lien mutuel vous permettra d'en avoir une connaissance plus intime avant son arrivée. Des séances d'haptonomie prénatale peuvent vous aider dans cette approche. Pourquoi ne pas instituer un petit rituel de lever, de coucher, de bain... qui n'appartiendra qu'à vous deux ? Bien sûr, ces moments peuvent être vécus en famille, avec votre conjoint, mais aussi avec vos autres enfants. La notion d'intimité est capitale : plus vous arriverez à vous connecter avec votre ressenti, plus vous serez en mesure de gérer votre travail et votre accouchement de manière naturelle.

Prenez soin de vous

Il est essentiel de manger sainement, avec beaucoup de produits frais, de se reposer et de faire de l'exercice de façon adaptée. Plus généralement, la grossesse est une merveilleuse opportunité de prendre soin de soi (bains, massages...), d'apprendre à exprimer ses besoins et de s'accepter telle que l'on est.

Exprimez-vous !

La créativité sous différentes formes peut servir d'exutoire à vos émotions : peindre, dessiner, danser, chanter... autant d'activités artistiques qui ont le pouvoir de transformer des sentiments en les faisant sortir au grand jour. Pourquoi ne pas tenir un journal de grossesse ? Cela peut vous aider à exprimer vos sentiments et à éloigner de vous les angoisses.

Dans les pays anglo-saxons, il est fréquent de réaliser un moulage du ventre (*belly cast*) de la future mère avec du plâtre. Moulage que l'on peut peindre ou décorer. On peut aussi imaginer partager ce moment avec des amies lors d'une fête improvisée ou plus organisée (le *blessing way*), pour célébrer ce moment de féminité...

Les plantes, amies de votre grossesse...

Pour un mélange apaisant :

- 1 cuillère à café de fleurs de camomille.
- 1 cuillère à café de mélisse et ½ cuillère à café de fleurs de lavande en mélange.

À faire infuser 10 à 15 minutes et à boire aussi souvent que nécessaire (également durant le travail).

L'avoine peut beaucoup aider, sous forme de lait (en remplacement du lait de vache ou végétal habituel). À prendre 1 ou 2 fois par jour.

Les fleurs de Bach, en particulier le Rescue Remedy, sont recommandées en gouttes ou en spray (4 gouttes toutes les 15 minutes pendant 1 heure, à renouveler plus tard si nécessaire).

L'ortie et le pissenlit sont les deux herbes reines de la grossesse. À combiner en infusion (1 cuillère à café de l'un ou l'autre) avec, par exemple, de la verveine ou de la lavande. À faire infuser 10 à 15 minutes et à boire 1 à 3 fois par jour.

La lavande comme la camomille peuvent être utilisées en bain, en massage (fleurs, huiles ou teinture mère) ou sous forme de petits coussins à placer sous votre oreiller.

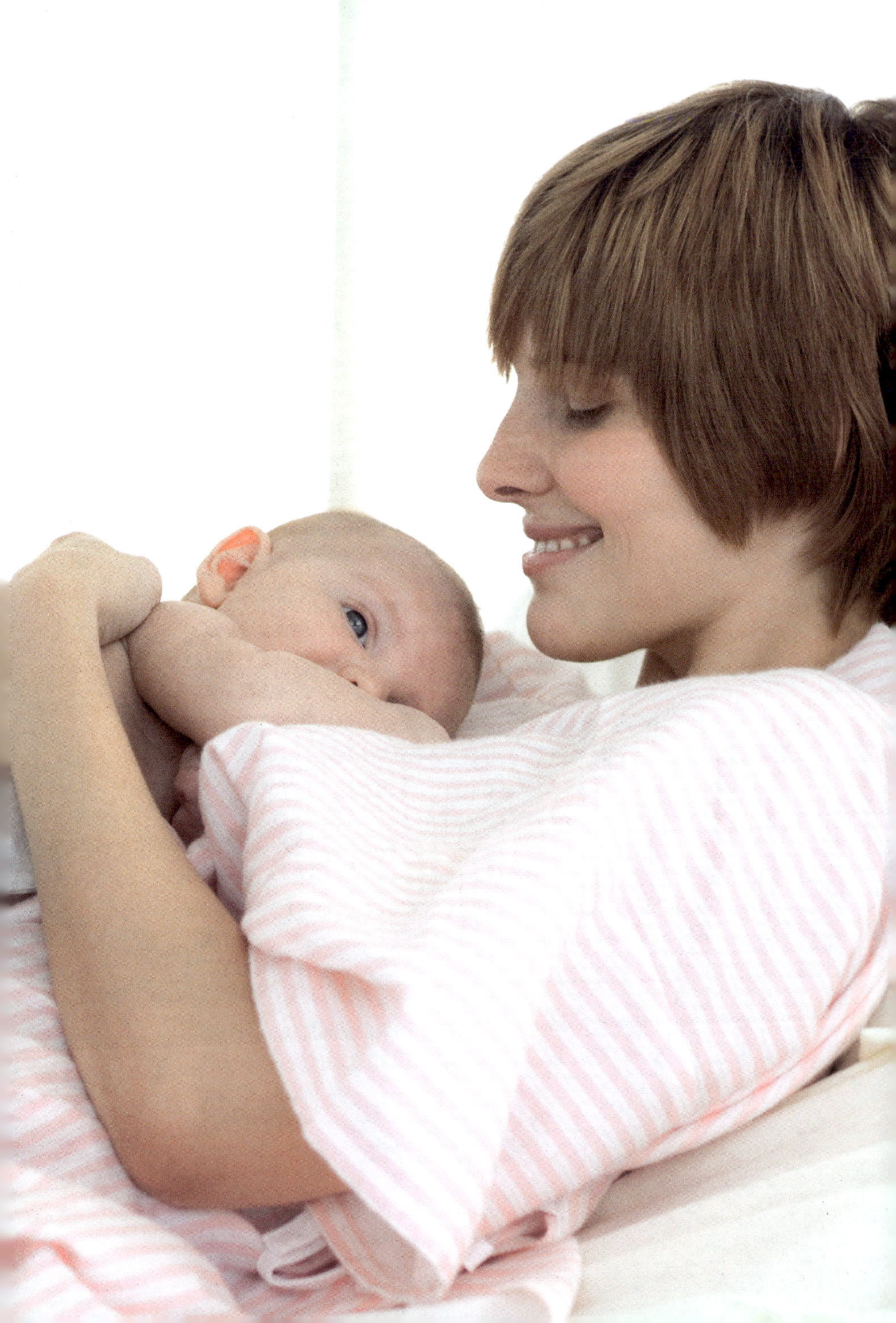

l'accouchement, la naissance

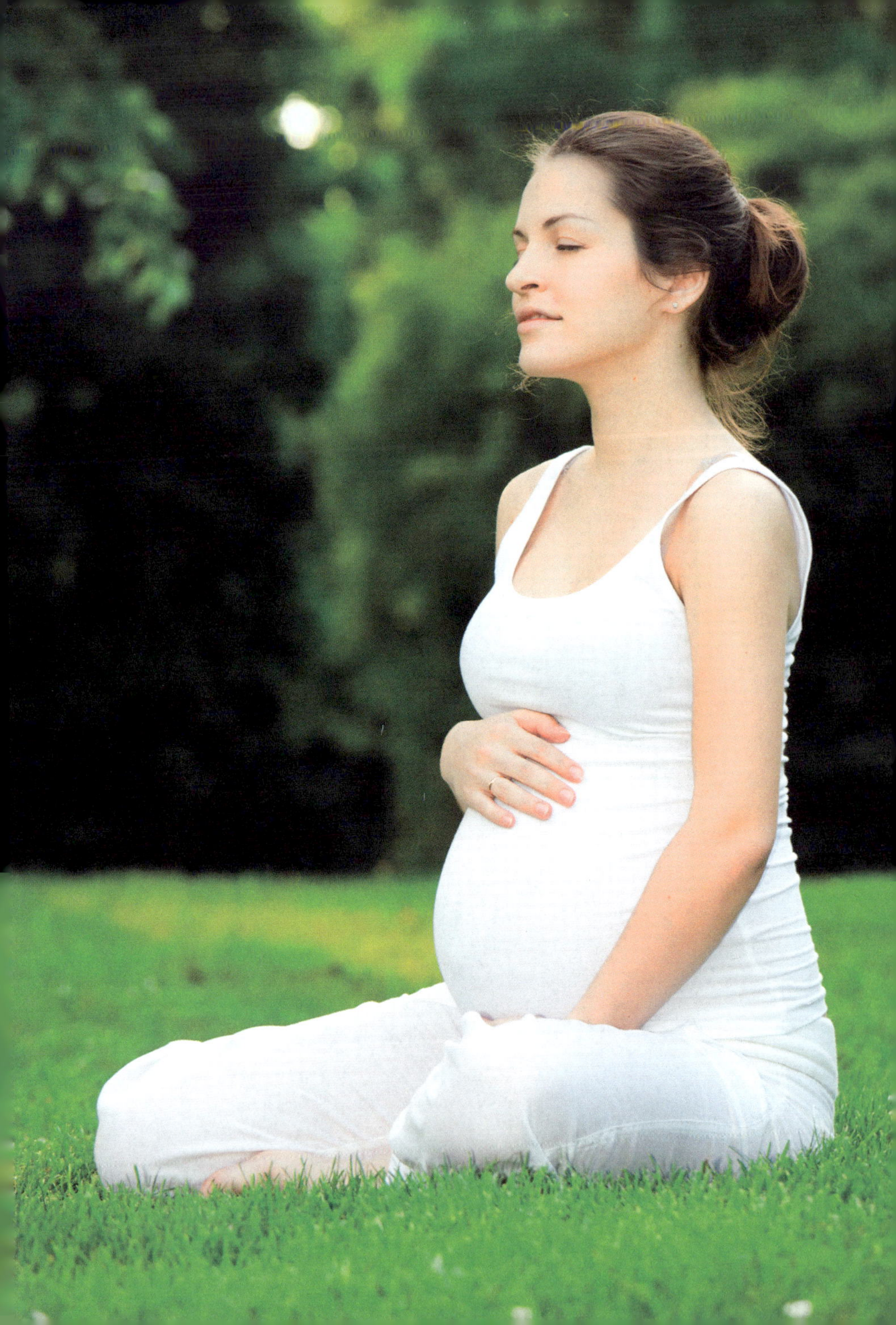

Le début du travail : les signes à reconnaître

Par Sylvie Eskénazi, sage-femme

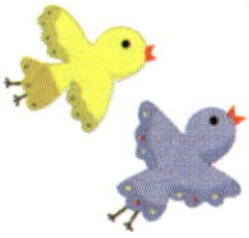

Le début de travail se manifeste par différents signes, qu'il faut apprendre à reconnaître afin de ne pas s'affoler pour rien, mais aussi pour savoir quand il est nécessaire de consulter.

Dans votre corps...

À l'approche du terme, les fibres musculaires lisses de l'utérus se sont pourvues de récepteurs à l'ocytocine et à la prostaglandine (les hormones de l'accouchement), qui vont les préparer à se contracter efficacement. La structure habituellement tonique du col s'est modifiée sous l'influence de la prostaglandine, produite localement dans le vagin. Cela lui permet de s'assouplir, de se raccourcir et de s'ouvrir progressivement. Parallèlement, grâce à la laxité de ses ligaments, le bassin augmente sa mobilité pour préparer le passage de l'enfant (mouvements de nutation et de contre-nutation). Ce dernier (qui se place, dans la plupart des cas, tête en bas) peut commencer à solliciter le col et trouver sa place au-dessus du petit bassin. Quant au placenta, en parvenant à maturité, il prépare l'enfant à sa naissance, par un mécanisme lui aussi hormonal, encore peu connu à ce jour chez l'humain : l'augmentation du taux de cortisol chez le fœtus.

Notre conseil : les tisanes de feuilles de framboisier, prises à partir d'un mois avant la date prévue de l'accouchement, aident tous ces préparatifs à s'harmoniser. Boire une tasse par jour (infusion : 10 à 12 minutes) au début du dernier mois, puis deux ou trois tasses à l'approche du terme.

Les signes de prétravail

Lors d'une grossesse physiologique, le travail peut démarrer entre le début du dernier mois de grossesse et quelques jours après la date du terme. Les événements vont alors se succéder dans un temps et un ordre imprévisibles.

L'accélération des contractions

Sous l'influence de l'ocytocine, la phase de prétravail est généralement inaugurée par des contractions utérines anarchiques, puis plus régulières, dont l'intensité et la durée (environ 30 à 40 secondes) augmentent par paliers successifs pour préparer le col à l'ouverture. La future mère a besoin de concentration. Elle cherche les postures et l'environnement qui la soulagent, trouve spontanément le souffle adéquat. Elle peut ressentir le besoin de solliciter ses proches afin d'être divertie ou de recevoir des massages. Elle peut aussi sortir marcher ou rester active à la maison. Entre deux paliers d'avancement de ce prétravail, il peut y avoir un ou plusieurs temps d'arrêt des contractions, d'une durée variant de quelques minutes à quelques heures. C'est le moment de se relaxer profondément ou de dormir, si c'est possible. Chaque phase est marquée par une nette évolution dans l'intensité et la durée des contractions. La fatigue augmente. C'est cette progression qui fait comprendre à la femme que le travail a clairement débuté. Les contractions se rapprochent, à raison d'une toutes les cinq minutes environ.

Le prétravail peut aussi passer inaperçu : c'est souvent le cas chez les multipares (les femmes qui ont déjà accouché). Il peut durer deux ou trois jours, avec plusieurs phases de repos pour un premier accouchement, particulièrement lorsque le col est bien fermé à la veille des contractions.

Notre conseil : prendre un bain ou une douche chaude peut aider à faire la part des choses. Si les contractions s'espacent ou s'arrêtent, il y aura certainement une plus longue phase de repos, qui peut aider à se relaxer et à mieux appréhender la suite du travail. Mettre deux ou trois gouttes d'huile essentielle de lavande fine ou d'agrume (mandarine, pamplemousse, citron, selon votre convenance) dans un peu de savon liquide et le mélanger dans l'eau du bain. Respirer calmement et amplement. Cela peut avoir un effet relaxant.

Si les contractions s'accélèrent, le travail est certainement en train de démarrer franchement : sortez alors du bain (que vous pourrez renouveler plus tard le cas échéant, selon l'organisation et les modalités de départ sur le lieu d'accouchement).

La perte du bouchon muqueux

Le col utérin est obturé, pendant la grossesse, par un bouchon de glaires plus ou moins colorées (claires à marron), plus ou moins collantes, translucides ou opaques, parfois mêlées de traces de sang, aux propriétés antibactériennes. Lors de l'ouverture du col, ce bouchon peut spontanément s'évacuer en une ou plusieurs fois, sans danger pour l'enfant. Cela peut se produire des semaines avant la naissance jusqu'à la fin du travail. La perte du bouchon muqueux peut donc être l'un des signes de démarrage du travail.

Les signes digestifs

Chez certaines femmes, nausées et perte d'appétit accompagnent parfois les premières contractions. Chez d'autres, celles-ci seront au contraire corrélées à une faim de loup. Les contractions de début de travail peuvent être liées à une accélération du transit intestinal, associée à des selles molles et à des douleurs spasmodiques.

Les signes urinaires

Les envies d'uriner sont parfois plus fréquentes : par petites quantités et de façon encore plus marquée qu'en fin de grossesse, mais sans brûlure.

L'accentuation des mouvements actifs du bébé

On remarque souvent une accentuation inhabituelle des mouvements du fœtus en début de travail, en alternance avec des phases de calme, majoritairement pendant les contractions utérines (la perception de ses mouvements étant alors moins aisée). Toutefois, le bébé doit se manifester régulièrement dans cette phase de démarrage. En cas de doute, n'hésitez pas à consulter afin de vérifier que tout va bien. Un simple enregistrement de son rythme cardiaque suffira généralement à vous rassurer.

L'augmentation des pertes vaginales

Destinées à favoriser la lubrification du vagin en préparation de la naissance, les pertes vaginales peuvent être importantes en début de travail. Si vous craignez une perte de liquide amniotique, consultez : celle-ci sera facilement diagnostiquée par le praticien.

L'écoulement peu abondant de sang

Il s'agit plutôt d'un signe de travail avancé, mais il peut également être observé dans la phase de démarrage du travail, surtout s'il est consécutif à un toucher vaginal. C'est le col, un peu fragile, qui est la source de ce saignement vaginal.

L'écoulement de liquide amniotique

Il peut survenir à n'importe quel moment : avant l'apparition des premières contractions, en tout début de travail, ou encore lorsque le travail est bien avancé (cet événement se produit souvent quelques minutes seulement avant la naissance de l'enfant). Lorsqu'il inaugure le processus, le délai entre la perte des eaux et le démarrage franc du travail est variable – de une ou deux heures à deux ou trois jours. Même en l'absence de contractions, le praticien responsable de la surveillance de la grossesse doit être averti rapidement, afin de mettre en place la surveillance de la mère et de l'enfant pour prévenir des risques infectieux (contrôle du bien-être fœtal par enregistrement de son rythme cardiaque, surveillance de l'absence de fièvre et de la normalité des paramètres biologiques chez la mère).

Un examen bactériologique des sécrétions vaginales est systématiquement proposé en fin de grossesse, principalement pour rechercher le streptocoque B[1]. Cette recherche sera renouvelée régulièrement si le travail ne démarre pas dans les douze heures qui suivent la perte des eaux. Si tout est normal, le liquide amniotique n'a ni couleur ni odeur particulière. S'il est teinté de vert ou épais, cela signifie que l'enfant a émis des selles (méconium). Il faut alors consulter rapidement.

---

1. Si ce germe, potentiellement très dangereux pour le fœtus, est détecté, un traitement antibiotique sera prescrit. Et si la poche est ouverte (et donc plus stérile), l'accouchement pourra être déclenché.

La perte des eaux représente, dans la plupart des cas, une quantité assez importante de liquide amniotique : l'équivalent d'un demi-verre à un demi-litre d'un seul coup. Puis il continue de s'écouler régulièrement jusqu'à la naissance de l'enfant, notamment lors des changements de position et au cours des contractions utérines. L'enfant reste, en principe, bien à l'aise dans sa poche, car le liquide se renouvelle normalement lors de l'accouchement.

Si la quantité de liquide est très faible (quelques gouttes coulant hors du vagin), il peut s'agir simplement de pertes vaginales très fluides et abondantes, mais aussi d'une fissure de la poche des eaux. Au moindre doute, consultez votre praticien.

Quand le travail n'avance pas... Deux cas particuliers

- Les contractions, bien qu'ayant été intenses et régulières pendant plusieurs heures, finissent par s'interrompre totalement, soit spontanément, soit sous l'effet d'un bain chaud ou d'un remède antispasmodique. On appelle communément ce phénomène « faux travail ». C'est tout à fait banal et n'occasionne rien de plus que quelques inquiétudes pour les parents.

- Les contractions démarrent de façon très rapprochée et très intensément, laissant peu de temps de récupération et épuisant rapidement la future mère, comme le ferait un travail « rapide ». Au cours de la consultation, on constate que le col ne présente que très peu de signes de modification. La priorité est alors de rassurer la femme et de soulager la douleur occasionnée par la fréquence des contractions. Si l'on y parvient, le prétravail peut se régulariser de façon plus supportable, ou bien s'interrompre.

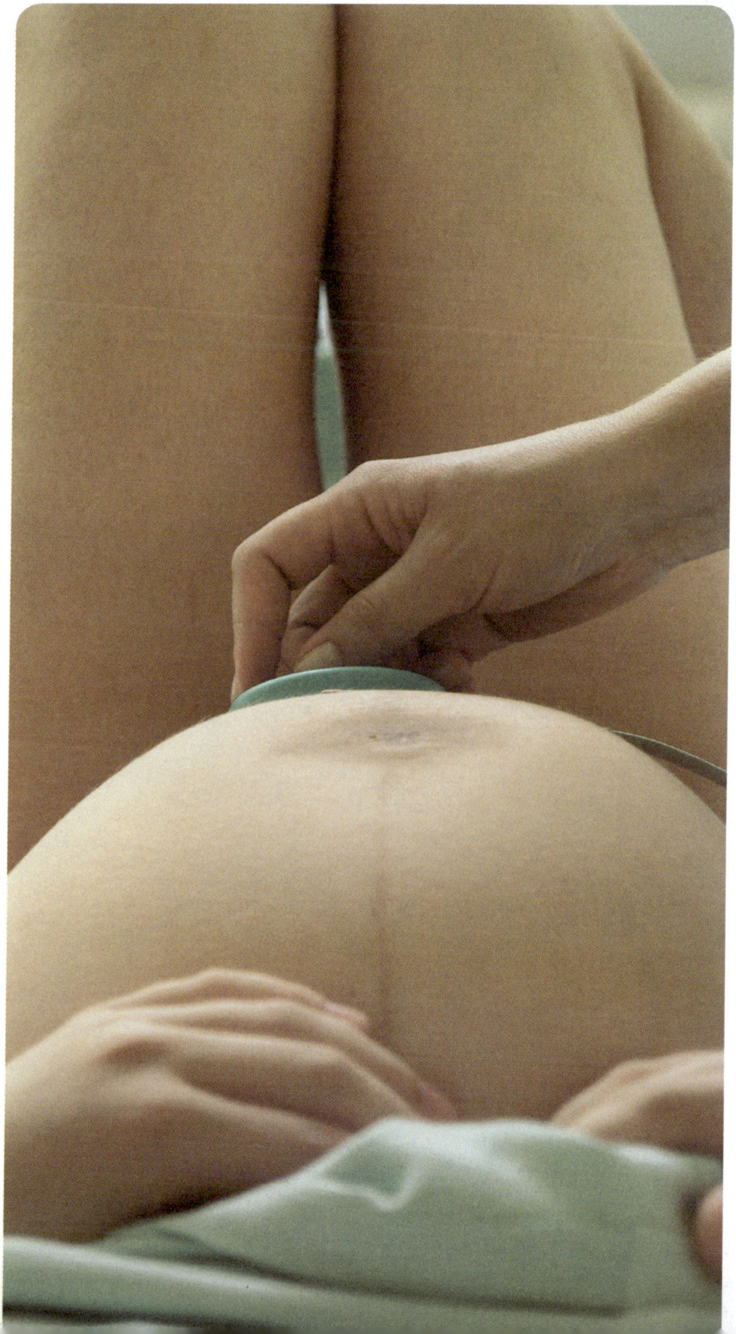

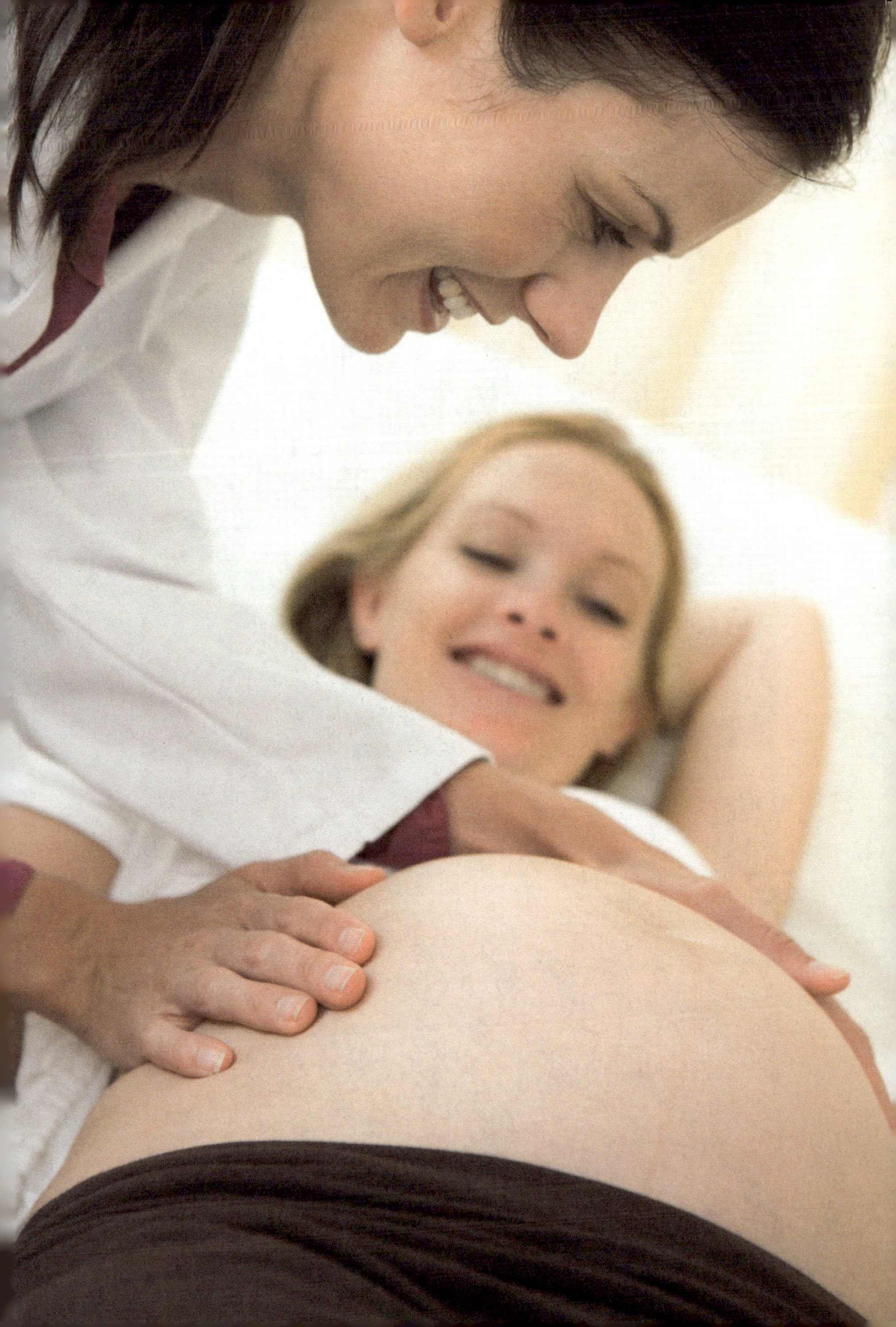

La « phase active » de l'accouchement

Par Francine Caumel-Dauphin, sage-femme

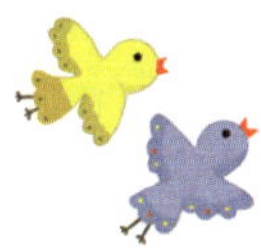

De la phase de transition à la délivrance, la phase active de l'accouchement se décompose elle-même en différents temps, qu'il faut savoir accompagner au mieux dans le cadre d'une naissance physiologique.

La phase de transition

Les contractions de l'utérus progressent dans leur intensité. Elles peuvent durer jusqu'à une minute, et surviennent au rythme de trois à cinq minutes d'intervalle.

Les sensations

Les sensations de la première phase du travail s'intensifient. Celles décrites couramment sont des sensations d'étirements intenses au-dessus du pubis. La femme éprouve parfois une impression de brûlure qui disparaît totalement lorsque la contraction est terminée.

À ce stade peuvent s'ajouter des douleurs au niveau du dos, à la hauteur du sacrum. Elles sont dues à la tête du bébé qui amorce son entrée dans le bassin. Il faut garder à l'esprit que de telles sensations annoncent la progression du travail !

Que se passe-t-il ?

L'augmentation de la douleur entraîne une sécrétion d'endorphines (opiacé naturel de la même famille que la morphine), qui agit sur le seuil de tolérance à la douleur. Ces endorphines mettent le néocortex hors circuit, pour laisser la commande au cerveau primitif. Elles aident la femme à « lâcher prise ». Celle-ci peut alors se laisser guider par son corps, qui va travailler de lui-même et aider le bébé à s'orienter dans le bassin pour amorcer la descente et la rotation de sa tête nécessaire à la naissance.

C'est à cette période de l'accouchement que la femme va se permettre les mouvements et les sons instinctifs qui sont, parfois, jugés socialement inacceptables, mais qui sont bénéfiques lors de l'accouchement : crier, souffler bruyamment, pleurer, adapter des positions inattendues, etc.

Il faut favoriser au maximum cette prise de contrôle du cerveau primitif, mais la première condition pour cela est d'accepter de se laisser guider par lui. Pour ce faire, la femme doit se sentir en pleine sécurité, surtout affective.

Les gestes qui soulagent...

- **Mettre une bouillotte chaude** au niveau des zones douloureuses.
- **Masser le dos** en appuyant sur les points douloureux pendant la contraction.
- **Bouger.**
- **Prendre ou reprendre un bain.**

L'accouchement

Les contractions ne sont pas plus fortes, elles vont même parfois s'espacer. Mais les sensations se modifient.

Les sensations

La descente de la tête du bébé provoque une sensation d'aller à la selle, ce qui peut déstabiliser la femme non prévenue. La raison ? En descendant dans le bassin, la tête du bébé arrive sur le rectum (là où se forment les selles) et déclenche l'« envie de pousser ». Il ne faut surtout pas s'empêcher de répondre à cette sensation.

Que se passe-t-il ?

Du côté de la maman

L'adrénaline sécrétée tout au long de la dilatation a un taux d'autant plus bas que le néocortex (cerveau rationnel) est mis en veilleuse. Plus ce taux est bas, plus la femme se sent dépourvue d'énergie. C'est justement à ce moment que les muscles volontaires sont relâchés : cela est donc bénéfique.

Mais l'évolution des sensations va de pair avec une poussée d'adrénaline qui va donner un regain d'énergie à la femme et l'inciter à s'agripper et à adopter une position verticale.

C'est souvent à ce moment qu'elle a besoin d'un apport d'énergie, par une boisson ou des fruits secs. Ainsi, elle va se retrouver alerte et active pour pousser.

Et du côté du bébé ?

Il va, lui aussi, bénéficier de l'adrénaline, qui lui permet de s'adapter à la privation d'oxygène de cette phase finale de l'accouchement et le rend très actif au moment de sa naissance. Lorsque le père pose la main sur le haut de l'utérus de sa compagne lors des poussées, il peut sentir le bébé prendre appui pour accompagner la descente !

Les positions qui soulagent

La femme devra chercher la position dans laquelle elle se sent le moins inconfortable : debout, penchée en avant, accroupie, semi-accroupie etc. Et ce, dans le bain… ou non.

L'entourage est, surtout à ce moment, très sollicité pour l'aider à s'agripper, pour la soutenir dans une position accroupie par exemple. On entre dans un travail d'équipe physique ! La respiration va, elle aussi, s'adapter aux sensations : c'est souvent en soufflant très fort et loin que la femme répond à cette envie de pousser.

Cette phase est souvent ressentie comme inconfortable, du fait de la crainte d'aller à la selle en poussant. Très souvent, le début du travail a effectivement été marqué par des selles fréquentes, mais si cette crainte est trop présente, on peut y remédier en prenant un léger laxatif avant l'arrivée à la maternité.

La rupture de la poche des eaux

La poche des eaux est un facteur de protection pour le bébé. Spontanément, elle ne se rompt que vers la fin de la dilatation. Parfois, le praticien peut être amené à favoriser son ouverture lors d'une poussée, mais, dans 80 % des cas, cette ouverture se produit spontanément.

La sortie de la tête du bébé

Ce qui caractérise ce moment, surtout lors d'un premier accouchement, c'est sa lenteur. Les encouragements de l'environnement donnent l'impression que l'issue est imminente, mais cette phase peut durer de quelques minutes à plusieurs heures.

Les sensations

À chaque poussée de la femme, un peu plus de cheveux (même s'il n'y en a pas beaucoup !) apparaissent au niveau de la vulve. Celle-ci s'ouvre peu à peu, provoquant une sensation intense d'étirement. Il faut que cette phase soit très progressive afin de protéger les tissus périnéaux : un peu comme si vous vouliez faire passer une grosse boule dans une ouverture peu souple. Patience et énergie s'imposent !

Que se passe-t-il ?

La tête du bébé sort enfin...

Spontanément, ses épaules s'orientent dans le grand axe du bassin, pour sortir l'une après l'autre. Ce mouvement est souvent accompagné par le praticien, mais surtout par la poussée de la femme. Puis le buste, les fesses et les jambes sont dehors !

Selon la position que la femme aura prise à ce moment – accroupie, à genoux, semi-accroupie, allongée sur le côté ou même sur le dos, semi-assise, ou autre –, elle prendra son bébé avec l'aide de l'entourage et pourra enfin l'accueillir sur son ventre si elle le désire.

Comment accompagner cette naissance ?

Il faut beaucoup d'énergie à ce moment-là. C'est la fin du marathon, et tout le monde soutient la femme. Afin de dépasser la sensation douloureuse, vous devez vous immerger en elle et l'accompagner. La respiration, à ce moment, sera le plus souvent, guidée par le praticien.

Quant à la distension de la vulve, elle ne doit pas faire peur : durant le dernier mois de la grossesse, le massage du périnée avec une huile appropriée aura préparé les tissus à cet événement.

La délivrance

Le bébé est là, mais ce n'est pas terminé pour la maman. Il reste à évacuer ce qui a permis à ce bébé de se nourrir tout au long de la grossesse et de s'oxygéner pendant le travail : le placenta.

La section du cordon intervient à un moment variable selon les équipes. De plus en plus couramment, on attend que les battements du cordon cessent avant de le couper, sauf si une situation d'urgence requiert des soins immédiats pour le bébé, ou bien s'il naît par césarienne.

Les sensations

Les contractions reprennent ! Mais elles sont moins intenses.

C'est à ce moment que l'on constate une perte de sang témoignant du décollement du placenta. Puis le besoin de pousser va réapparaître, entraînant l'expulsion du placenta.

Que se passe-t-il ?

Le corps de la femme connaît un pic d'ocytocine qui vient faciliter la délivrance sécuritaire du placenta avec un minimum d'hémorragie. L'effet bénéfique de cette hormone peut être renforcé par la mise au sein précoce du bébé, puisque la succion du mamelon favorise sa sécrétion.

Que faire ?

Encore une fois, être attentive aux sensations de son corps.

Cette phase ne dure pas longtemps. Il faut savoir que l'utérus fait un gros travail pour juguler les saignements dus au décollement du placenta. Toute sensation de contraction est donc une bonne chose.

Des accouchements comme les autres… ou presque !

La naissance par le siège

L'accouchement en présentation du siège est un accouchement physiologique à partir du moment où les évaluations du poids du bébé et de la largeur du bassin maternel ont été faites en amont. Le déroulement du travail ne présente aucune différence avec celui d'un bébé se présentant par la tête. Seul le moment de la naissance diffère.

Un certain nombre de précautions doivent être prises et sont à voir avec le praticien qui accompagne cette naissance. Le plus souvent, l'anesthésiste n'est pas loin, et deux praticiens sont présents (sage-femme et médecin).
La femme doit être très active car le temps de la naissance repose sur son énergie. C'est elle qui va pousser son bébé, et personne ne doit y toucher dans un premier temps. La sortie du bébé se fait en plusieurs étapes :

- la première pour sortir les jambes et les fesses ;
- la deuxième pour sortir le buste jusqu'aux omoplates ;
- la troisième pour sortir les bras et la tête. C'est seulement à ce moment-là que le praticien peut apporter son aide.

Ces naissances sont aussi belles que les autres, mais particulièrement impressionnantes, car on voit clairement le bébé bouger au cours de la sortie. Et le sexe est découvert avant le corps dans son ensemble !

Les suites de l'accouchement se déroulent de la même façon que lors d'un accouchement classique.

Les jumeaux

On l'ignore souvent, mais la naissance de jumeaux peut elle aussi être physiologique, c'est-à-dire dénuée de toute technologie abusive. Après la naissance du premier bébé, il faut suivre les mouvements du second in utero et s'assurer qu'il se présente bien dans la position verticale. Qu'il soit fesses en bas ou tête en bas n'a aucune importance.

Au bout de quinze à vingt minutes environ, les contractions utérines reprennent et le second bébé amorce à son tour sa descente dans le bassin de la mère. L'équipe s'assure qu'il va bien en écoutant les battements cardiaques. Elle s'aide parfois de l'échographie. Là encore, l'équipe est composée d'une sage-femme, d'un médecin et de l'anesthésiste. Très souvent, par mesure de sécurité, une voie veineuse sera mise en place pour la femme.

Le premier-né aura bénéficié du peau à peau avec son père pendant que la femme accueillera le second. Ensuite, tout est une question d'organisation !

L'accouchement par voie naturelle après une première césarienne

Par Willy Belhassen, sage-femme

La césarienne est une intervention effectuée à ce jour dans plus de 20 % des accouchements. Si, dans la plupart des cas, cette pratique est médicalement nécessaire, rien ne justifie, a priori,

de pratiquer systématiquement une deuxième césarienne pour l'accouchement suivant. De nombreux établissements ne laissent pourtant guère le choix aux femmes déjà césarisées.
Les études internationales (notamment canadiennes) démontrent clairement que pratiquement aucune situation ne justifie de systématiser une deuxième césarienne après une première intervention. L'attitude la moins risquée serait de laisser la femme entrer en travail et d'évaluer la qualité de l'évolution, en évitant au maximum toute intervention. Bien souvent, l'enfant pourra naître par les voies naturelles.
Il ne faut pas oublier que, bien qu'habituelle, la césarienne reste une opération chirurgicale, avec les inconvénients et les risques inhérents à cette chirurgie. En cas d'accouchement vaginal après césarienne (AVAC), en revanche, le principal risque, la rupture utérine (la cicatrice sur l'utérus qui se rouvre), ne dépasse pas les 1 %. Il est augmenté en cas d'utilisation de prostaglandines (pour le déclenchement) et d'ocytocine (pour l'accélération ou le déclenchement du travail). C'est pourquoi ces deux dernières pratiques sont déconseillées pour un AVAC.
Ces précautions étant prises, près de 75 % des femmes césarisées une première fois pourraient accoucher par les voies naturelles ensuite. Un bon suivi, une bonne écoute devraient vous permettre d'être guidée vers la solution qui vous conviendra le mieux, tant du point de vue médical que personnel.

Amandine...

Par Francine Caumel-Dauphin, sage-femme

« Premier bébé-éprouvette français », en 1981... On ne la présente plus ! Contrairement à ce qu'ont tant véhiculé les médias, l'exploit ne fut pas dans la conception in vitro d'Amandine. La première mondiale a été son mode de naissance.

Jusque-là, toutes les femmes enceintes par fécondation in vitro accouchaient par césarienne pour cause de... « grossesse précieuse ».

Lorsque la future mère d'Amandine a été enceinte, toute l'équipe de la maternité d'Antoine-Béclère a retenu sa respiration. Violaine Kerbrat, sage-femme[1], accompagnait la patiente dans cette aventure. Un jour, elle m'a fait part du désir « timide » de cette femme d'accoucher normalement. J'ai pris alors conscience du rôle fondamental qu'elle avait joué en permettant à cette dernière d'énoncer ce souhait. J'en ai parlé avec René Frydman, un des « pères » d'Amandine, qui a convenu qu'il n'y avait aucune raison pour qu'une femme enceinte par FIV ne puisse pas accoucher par les voies naturelles.

Amandine fut donc le premier bébé issu de la procréation médicalement assistée à naître par voie basse : ce fut cela le scoop mondial ! Qui en a parlé ? Aucun journaliste ne l'a révélé, aucun médecin ne l'a mentionné. Tout le monde n'a voulu voir que l'exploit technique médical : la femme n'existait plus et Amandine était le fruit de la médecine !

Cette anecdote illustre combien ce qui est « normal » intéresse peu. La détermination de cette femme et l'ouverture d'esprit de René Frydman, qui a permis cet exploit, nous ont bouleversés. Ce fut un

1. Auteure de *Secrets de sage-femme* (préface de René Frydman), Calmann-Lévy, 2010.

tournant : dès lors ces femmes, qui ont pu être enceintes grâce aux techniques médicales, ont pris conscience de leurs capacités dans la mise au monde d'un enfant. Chacune d'entre elles devrait se souvenir de l'histoire de cette naissance. Et chaque soignant devrait rester humble, car sans le ventre de ces femmes, rien n'aurait été possible, en dépit de toute la technologie médicale du monde.

Glossaire

Adrénaline

Cette hormone, sécrétée en réponse à un état de stress ou en vue d'une activité physique intense, répond à un besoin d'énergie. Elle est également produite par les glandes surrénales.

Endorphine

Les endorphines (ou endomorphines) sont des hormones sécrétées par l'hypophyse et l'hypothalamus chez les mammifères. Il s'agit de substances morphiniques endogènes, proches des opiacés par leur capacité analgésique et par la sensation de bien-être qu'elles procurent. Elles augmentent lors d'une activité physique intense, ainsi qu'en cas d'excitation, de douleur et d'orgasme.

Néocortex

C'est une zone du cerveau des mammifères qui correspond à la couche externe des hémisphères cérébraux. Le néocortex est impliqué dans les fonctions cognitives dites « supérieures » (perceptions sensorielles, commandes motrices volontaires, raisonnement spatial, conscience ou encore langage). Il présente une grande complexité, surtout chez le primate humain, et pèse 80 % du poids du cerveau humain (par comparaison, il ne représente que 20 % du poids de celui de la musaraigne !).

Ocytocine

L'ocytocine (ou oxytocine) est une hormone synthétisée par les noyaux de l'hypothalamus et sécrétée par l'hypophyse postérieure. Elle est connue pour accélérer l'accouchement chez les mammifères. L'ocytocine provoque en effet la contraction des muscles lisses de l'utérus et accélère le travail. Elle lui permet aussi de se rétracter après l'expulsion, pour qu'il retrouve sa position initiale. L'ocytocine dans le circuit sanguin est également indispensable au réflexe d'éjection du placenta. Or la phase qui suit immédiatement la naissance du bébé humain correspond pour la mère à un pic jamais égalé d'ocytocine naturelle. Sous condition qu'elle n'ait pas reçu d'ocytocine artificielle (Syntocinon®), qu'elle n'ait pas froid, qu'elle ne soit pas soumise à une lumière intense et que son intimité soit respectée. L'ocytocine semble aussi, par ailleurs, favoriser les interactions sociales amoureuses ou impliquant la coopération comme l'altruisme, l'empathie, l'attachement, voire le sens du sacrifice pour autrui.

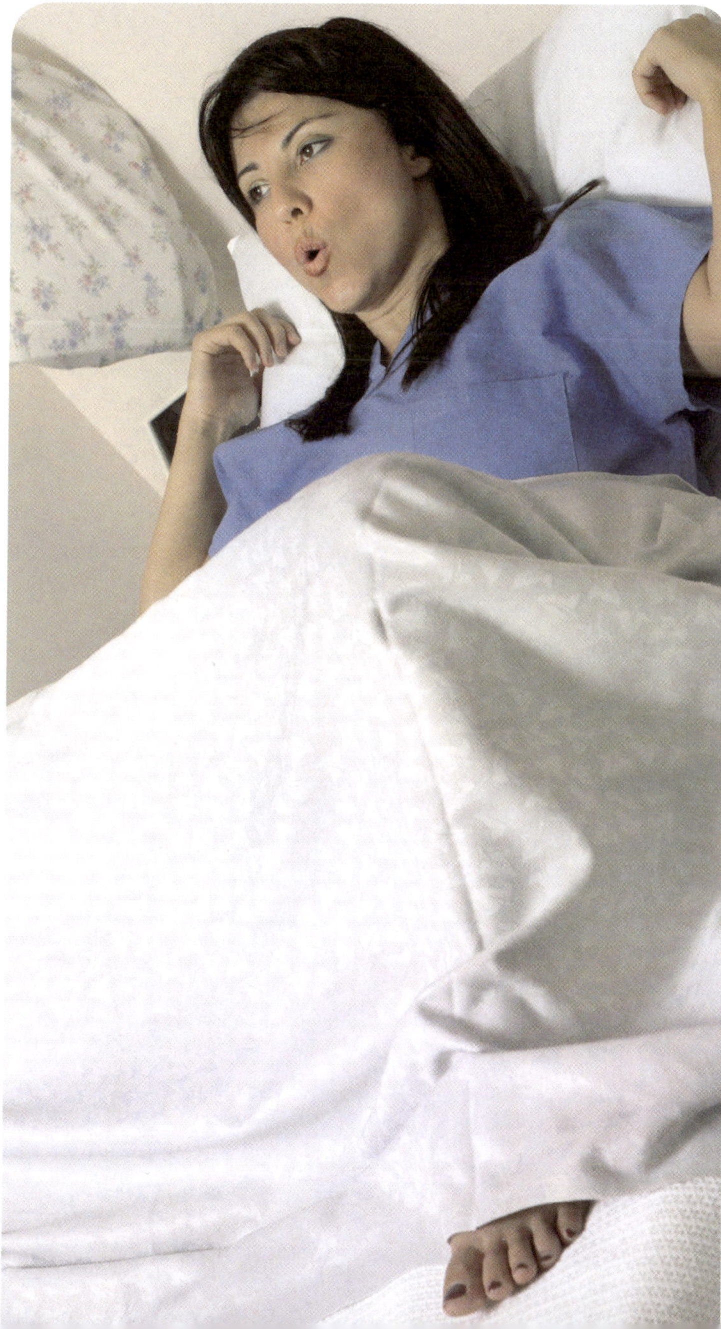

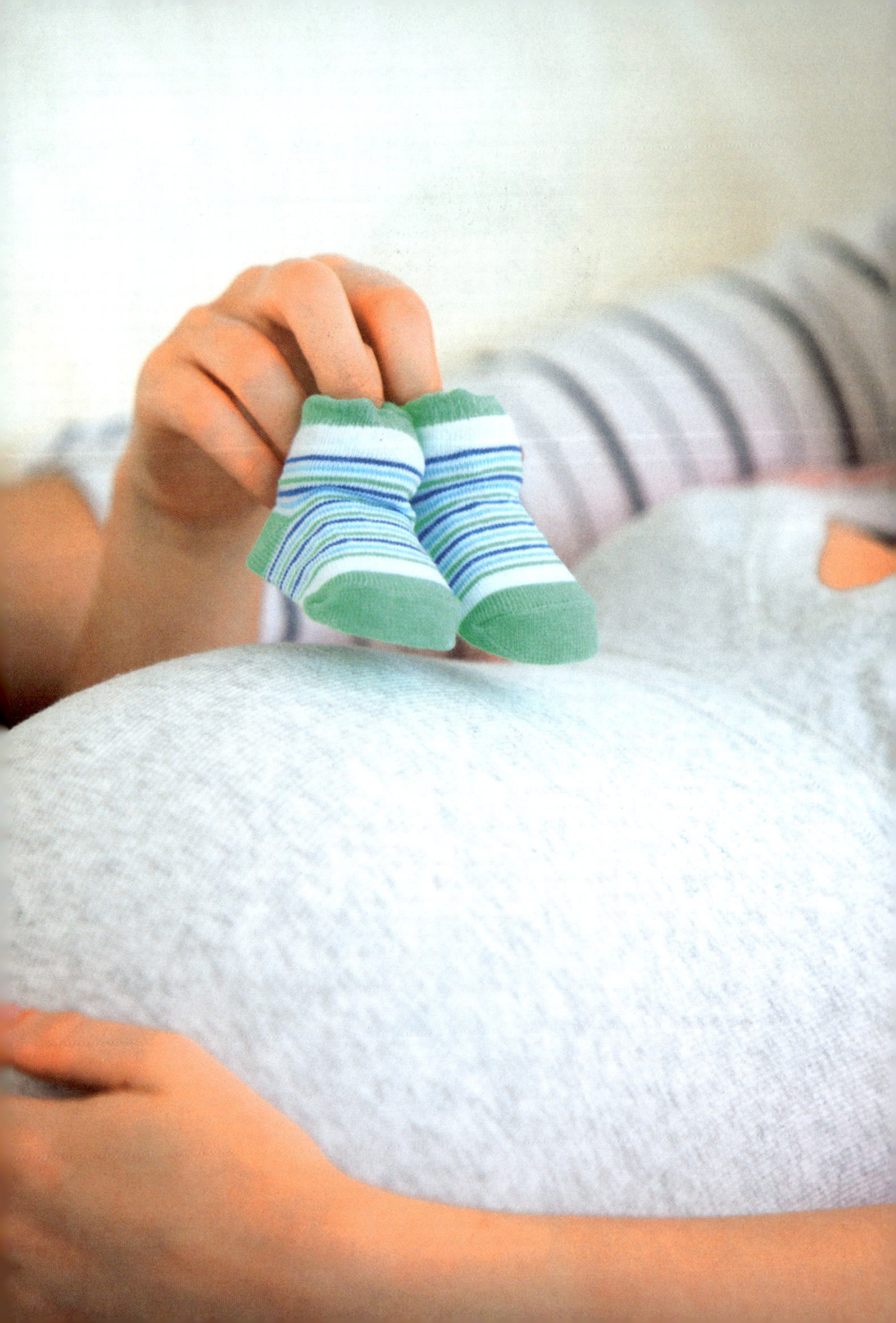

Naissance ou accouchement ?

Par Willy Belhassen, sage-femme

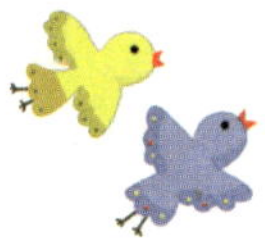

Souvent considérés comme synonymes, naissance et accouchement recouvrent deux réalités sensiblement différentes. Nos sociétés modernes axent tout sur la naissance, qui ne concerne que l'arrivée du bébé. Or l'accouchement prend en compte l'intervention, pourtant essentielle, de la femme dans cet acte de naissance.

Depuis de nombreux mois, tous attendent la naissance de ce bébé… Elle se produit en même temps qu'un autre événement également attendu, mais trop souvent occulté par nos sociétés modernes : l'accouchement, l'acte de mise au monde, par la mère.

Depuis quelques décennies, place est faite à la naissance et de moins en moins à l'accouchement. Ainsi, les « salles de travail » ou d'accouchement sont devenues les « salles de naissance ». La « préparation psychoprophylactique à l'accouchement » avait remplacé l'« accouchement sans douleur ». Elle vient de se faire évincer par la

« préparation à la naissance et à la parentalité[1] ». Je passe les autres expressions du quotidien (on fait des « cadeaux de naissance ». La mère ne mériterait-elle pas un cadeau d'accouchement ?). On le voit, la naissance est maintenant partout. Comme les femmes ne sont plus censées avoir mal (grâce à la péridurale), l'accouchement, lui, semble avoir disparu.

L'humain et la technique liés, pour le meilleur... et pour le pire

Comme la naissance est un événement naturel, en général tout se passe bien. Parfois, il est nécessaire de mettre en place une prise en charge technique. Il est important de se souvenir que technique et humain n'ont pas de raisons réelles d'être en opposition. Les humains ont mis en place des techniques et des technologies à leur service. Mais c'est l'inverse qui semble se généraliser dans nos sociétés...

Revenons à la naissance. Les processus font, certes, intervenir un peu de mécanique, mais pas seulement. Bien souvent, le bébé est considéré comme un « mobile » devant franchir une sorte d'obstacle comportant un trou en son centre : le « bassin ». Pour ce faire, le « mobile » subit un certain nombre de « contraintes » (les contractions, qui poussent le bébé vers la sortie, ainsi que les points de contact sur le bassin et les muscles).

Les contractions vont « appuyer » sur le bébé, bien souvent pendant de longues heures. Cependant, si la poche des eaux est intacte, la pression va se répartir sur toute la surface du corps du bébé. Il perçoit donc la contraction, mais, somme toute, la force exercée sur lui est assez faible. Une fois la poche ouverte, les pressions

1. Haute Autorité de santé, novembre 2005. Site : www.has-sante.fr

s'additionnent au niveau de la tête du bébé, en contact avec le bassin. Point positif, cela aide la tête à faire les bonnes rotations. Point négatif : la pression sur la tête du bébé induit, très fréquemment, un ralentissement de son rythme cardiaque. C'est pourquoi, si tout va bien, il peut être très important de ne pas ouvrir artificiellement la poche avant la fin du travail.

De même, lors de sa descente dans le bassin, la tête du bébé doit continuer à se fléchir et à tourner. Dans le cas d'une péridurale trop forte, la musculature ne réagit plus et ne peut donc aider sa tête à tourner dans le bon sens. Résultat : il n'avance plus dans le bassin, en dépit des contractions... Souvent, il faudra utiliser des spatules (type de forceps) ou une ventouse pour le « faire naître ».

Rappelons que la liberté de position de la mère aide également le bébé à trouver les bons axes pour pouvoir franchir le bassin. Si les positions verticales[2] aident fréquemment le bébé à descendre, il faut se souvenir que, s'il n'avance pas correctement, un changement radical de position (par exemple, le passage d'une position accroupie à une position allongée sur le côté, ou inversement) facilite bien souvent la reprise de progression...

Des bébés déjà tous différents alors qu'ils sont à peine nés

Enfin, après de longues heures, il va naître... Sa tête commence à ouvrir le périnée, elle progresse tout doucement pour que les tissus s'adaptent et puissent se distendre. Il sort, d'abord la tête, puis les épaules, puis le thorax, les bras, les mains, les fesses, le bas du corps, les jambes, les pieds... Il est né !

2. Debout, accroupie, à genoux...

Certains, que l'on pense un peu pressés, vont, la tête à peine sortie, aller jusqu'à ouvrir les yeux et regarder la sage-femme. D'autres vont crier alors que leur corps se trouve encore à l'intérieur de celui de leur mère, seule la tête étant à l'extérieur... Ils sont toujours assez surprenants, ces bébés qui affirment déjà tant de choses alors qu'ils ne sont pas encore vraiment nés. Car la naissance n'est « officiellement » effective qu'au moment de la sortie totale du corps de l'enfant...

Il est né, elle a accouché, vous voici devenus parents... Une même temporalité, mais qui recouvre des situations bien différentes.

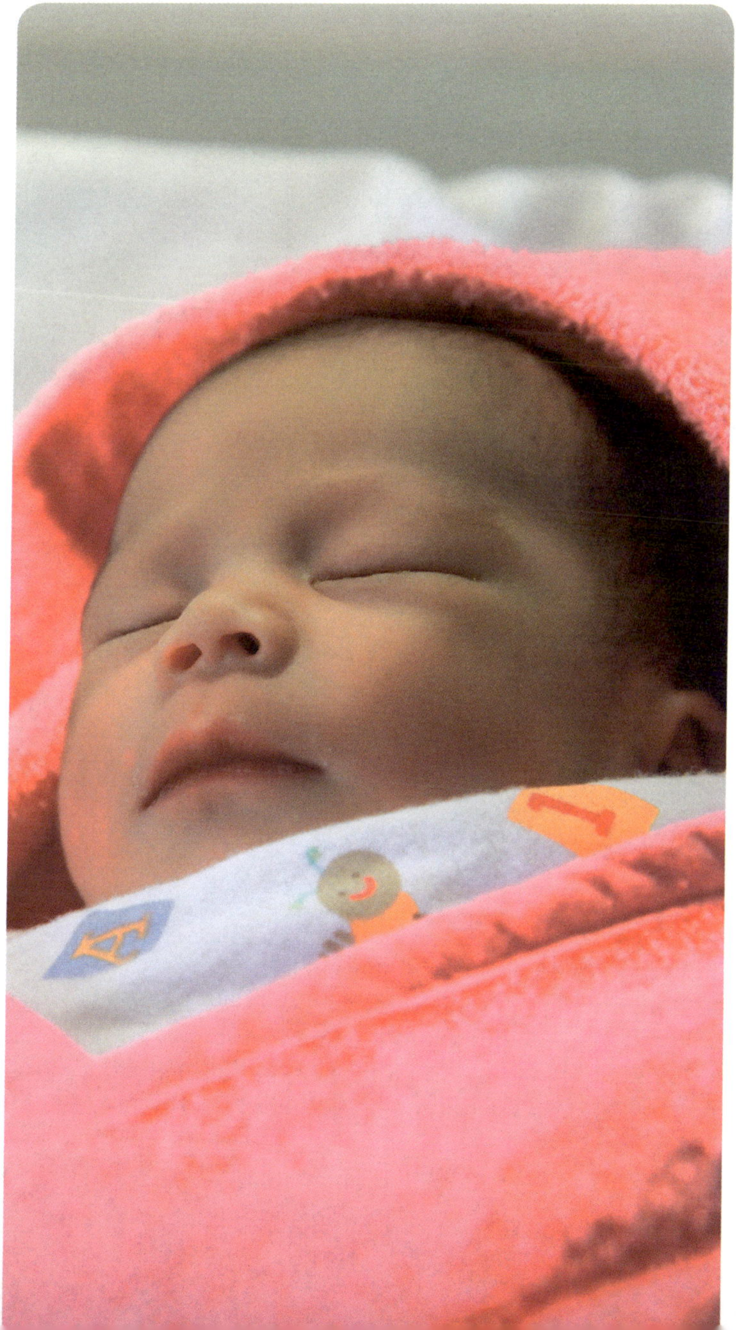

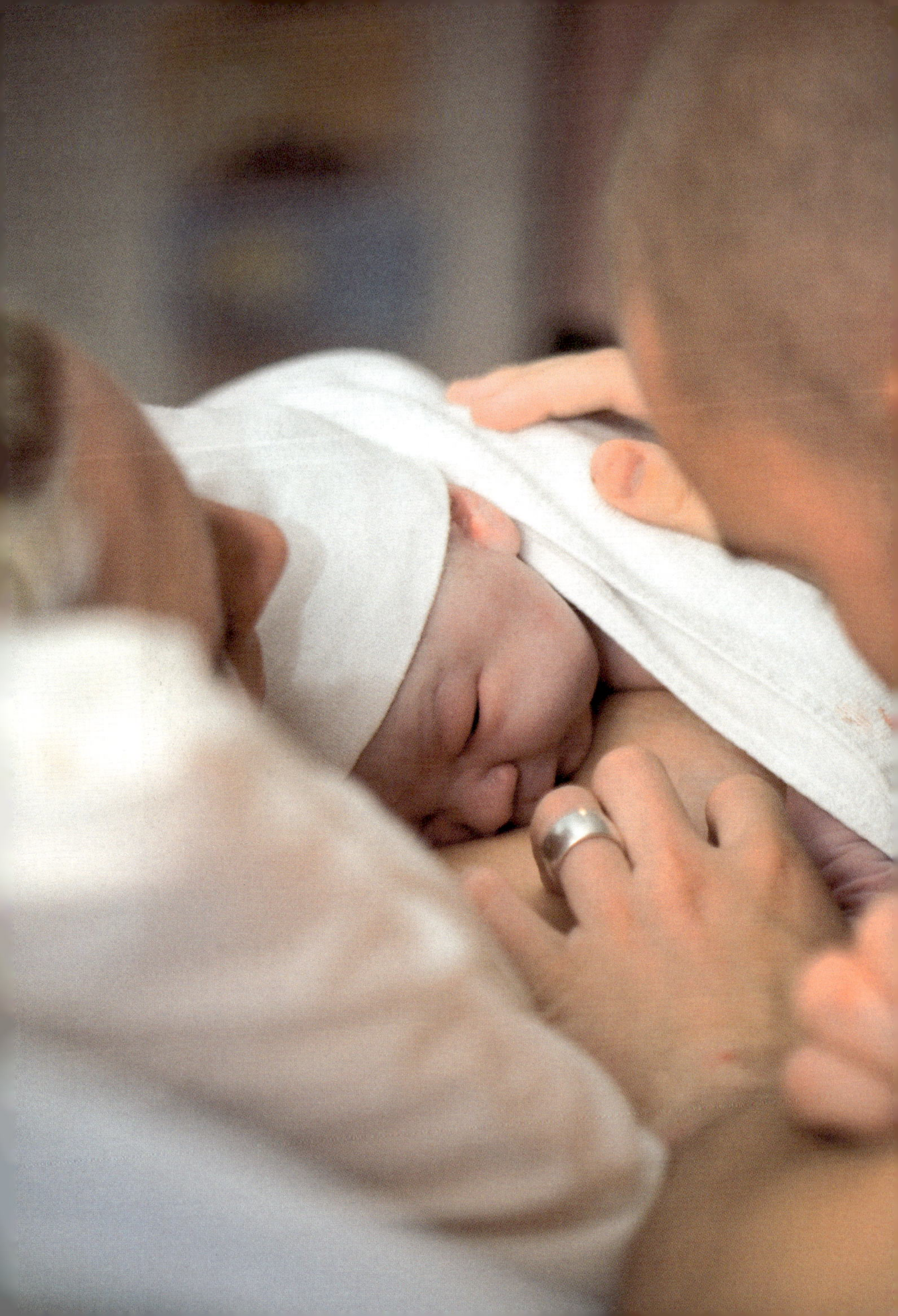

L'accueil du bébé

Par Willy Belhassen, sage-femme

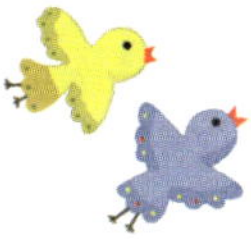

Le temps d'accueil du bébé est un moment crucial. De plus en plus souvent, il peut se faire de manière douce, respectueuse. À condition d'oser dire aux équipes médicales ce que vous souhaitez ou non.

Le travail est avancé, le bébé est prêt à sortir, la femme voudrait accoucher, le père est un peu épuisé et aimerait voir sa tête. L'accoucheur[1] lui-même espère que cela se terminera sans trop tarder. Bref, tous les acteurs de cette naissance sont un peu stressés et attendent la conclusion... même s'il n'y a pas d'impératif médical !

Vous l'aurez compris : accueillir l'enfant qui va naître demande, au minimum, de ne pas être impatient[2].

1. Sage-femme ou médecin.
2. Sauf urgence médicale, bien sûr.

Qu'est-ce qu'un « bon accueil » ?

Tout d'abord, profitez de la grossesse pour essayer de comprendre ce que signifie pour vous « bien accueillir le bébé ». En effet, il n'existe probablement pas un seul accueil, idéal et adapté à tous. Dans un premier temps, il va donc falloir trouver, avec votre compagnon, ce qui est important pour vous. Dans un second temps, il faudra vous assurer que cela est possible dans le lieu où vous allez accoucher.

Pour aborder l'accueil du bébé, il est difficile de ne pas évoquer les travaux du Dr Frédérick Leboyer. Son ouvrage phare, *Pour une naissance sans violence*, publié en 1974, est à ce titre exemplaire. La « méthode Leboyer » propose de « privilégier la pénombre, laisser le nouveau-né sur le ventre de sa mère, attendre avant de clamper[3] le cordon, donner un bain chaud après la naissance, remettre les soins divers à plus tard[4]... ». Cette philosophie de la naissance, formulée il y a près de quarante ans, a fait son chemin et correspond aujourd'hui aux désirs de beaucoup de jeunes parents.

Quelques situations précises

La lumière

Les salles de naissance sont généralement très éclairées. Si parfois, pour un geste technique (comme la pose d'une péridurale, par exemple), il est important de bénéficier d'un bon éclairage, c'est rarement le cas au moment de la naissance de l'enfant. Il est bien souvent possible de se contenter d'une lumière plus faible et, dans tous les cas, d'éviter l'illumination directe du bébé. Bercé dans un

---

3. La pince spéciale utilisée avant de couper le cordon ombilical s'appelle un clamp.
4. Comme la désobstruction des voies respiratoires.

environnement quasiment obscur durant la grossesse, comment le nouveau-né peut-il ne pas se sentir agressé par cette forte luminosité soudaine ? De même, si les photos de naissance sont toujours très prisées, l'usage du flash est à éviter...

Dans certains endroits, les parents peuvent même apporter leurs propres sources lumineuses : guirlandes, lampes à LED, bougies électriques, qui dispensent une lumière douce et apaisante. C'est le type de demande que vous pourrez proposer dans votre projet de naissance.

Le contact du bébé avec sa mère

C'est probablement l'un des aspects les plus importants de l'accueil du bébé. Une fois l'enfant né, les bras de sa mère – et/ou de son père – sont le meilleur endroit où le placer. Qui mieux que sa mère peut l'envelopper de sa présence et de son amour, l'accueillir, l'enlacer, l'embrasser, le sentir, le caresser, lui parler ? Ce contact est irremplaçable.

Pour pouvoir garder votre bébé contre vous un certain temps (plus de deux ou trois minutes), parlez-en à la sage-femme présente lors de l'accouchement. À la question « Si tout va bien, pourrai-je garder mon bébé contre moi ? », la réponse peut difficilement être négative. Si les circonstances médicales exigent d'emmener le bébé rapidement, on peut néanmoins prévoir un temps de « peau à peau » un peu plus tard.

En cas de césarienne, il est également possible de garder votre bébé contre vous juste après la naissance, puis de le confier à son père. Enfin, il est important d'avoir ce temps de contact rassurant avec votre bébé après votre sortie du bloc opératoire. Les conditions varient suivant les maternités. Il faut donc en parler avant à la sage-femme qui s'occupe de vous ou à la surveillante du service en cas de césarienne programmée.

Le cri

Depuis la nuit des temps, tout le monde attend le premier cri du bébé qui vient de naître. Ce serait le signe qu'il respire enfin, donc qu'il va bien. En réalité, ce « premier cri » n'est en rien une obligation, un gage de bonne santé ou de bon accueil. Si le bébé ne crie pas et s'il ouvre les yeux en regardant autour de lui, cela signifie qu'il est calme et rassuré. À l'inverse, le fait qu'il crie ne signifie pas pour autant qu'il n'est pas « bien accueilli ». Peut-être a-t-il également des choses à dire. Pourquoi n'en aurait-il pas le droit ?

Le clampage du cordon

Longtemps, le clampage a été le premier geste effectué après la naissance. De nos jours, il est encore réalisé assez rapidement. Pourtant, des études récentes[5] montrent qu'il est médicalement profitable à la santé de l'enfant de retarder la section du cordon.

En pratique, lorsque le bébé se trouve à l'air, les pressions changent au niveau de son cœur, interrompant naturellement le passage du sang entre le bébé et le placenta. À partir de ce moment-là, le bébé assume lui-même ses besoins : oxygène, nourriture... Après un temps variable (de quelques secondes à quelques minutes, en général[6]), le sang ne circule donc plus dans le cordon, qui cesse de battre. C'est à ce moment-là qu'on peut le couper, mais rien ne presse ! Ce geste est souvent proposé au papa. Mais il peut aussi être réalisé par la maman ou la sage-femme.

Le bain

Dans les années 1970-1980, il était courant de baigner le bébé assez vite après la naissance. D'abord donné par les professionnels,

---

5. *Journal of American Medical Association*, mars 2007. Également recommandations de l'OMS (Organisation mondiale de la santé).

6. Le temps maximal que j'ai eu à attendre a été de trente minutes...

le bain est devenu l'une des tâches confiées au père (rarement à la mère). C'était l'un des moyens de faire participer ce jeune papa qui se demandait bien à quoi il allait servir. Au fil des années, cette pratique s'est un peu perdue. Un nombre croissant de jeunes parents sont désormais sensibles à l'argument selon lequel il est préférable de laisser son vernix[7] au bébé et de ne pas perturber son odorat. Le premier bain est donc différé au lendemain, voire à plus tard.

Ces évolutions sont une bonne chose. À la toilette du bébé en maternité – encore très répandue – avec un nettoyage précis (yeux, nez, oreilles...), je préfère l'idée du « bain plaisir ». Le bébé est rarement très sale. S'il respire correctement, il n'est pas obligatoire de lui mettre des mèches de coton dans le nez. S'il ouvre bien les yeux et si ceux-ci sont propres, on peut ne pas les nettoyer davantage. Même chose pour les oreilles.

La tétée

Les femmes qui désirent allaiter veulent souvent mettre le bébé au sein de manière précoce[8]. Sachez que la montée laiteuse se fera très bien, même si votre enfant ne tète pas dès qu'il est né. De plus, s'il n'a pas faim, il ne sera peut-être pas très intéressé immédiatement par cette proposition. Laissez-lui du temps, respectez son rythme, ses envies. Il va bientôt chercher tout seul – en particulier si son visage est placé à proximité du sein.

Manifestez vos souhaits !

Le temps d'accueil du bébé est important et, bien souvent, il pourra être respecté. Certes, les services ont leurs habitudes. Néanmoins, on tiendra compte de vos demandes, si vous les formulez.

7. Substance blanche, grasse et épaisse qui recouvre le bébé et qui est réabsorbée par sa peau dans les heures suivant la naissance. Elle disparaît en fin de grossesse : un bébé à terme peut donc naître sans vernix.
8. Dans les deux premières heures.

Bien sûr, dans notre pays, la coutume n'est pas de dire aux professionnels ce qu'ils doivent (ou peuvent) faire. Vous pouvez tout de même leur signifier ce que vous aimeriez ; osez le faire. Le chemin pour faire évoluer les pratiques vers davantage de respect et d'écoute est long. Mais le projet de naissance, en plein développement, est là pour cela.

Le moment de la naissance n'est pas traumatisant pour un bébé : il est capable d'y faire face. Cependant, il peut le devenir, notamment en raison d'une séparation brutale, non nécessaire... Renseignez-vous sur les conditions d'accueil du bébé pendant votre grossesse. Si vous ne faites pas un suivi global, parlez de tous ces aspects à une sage-femme libérale, elle vous sera d'une grande utilité.

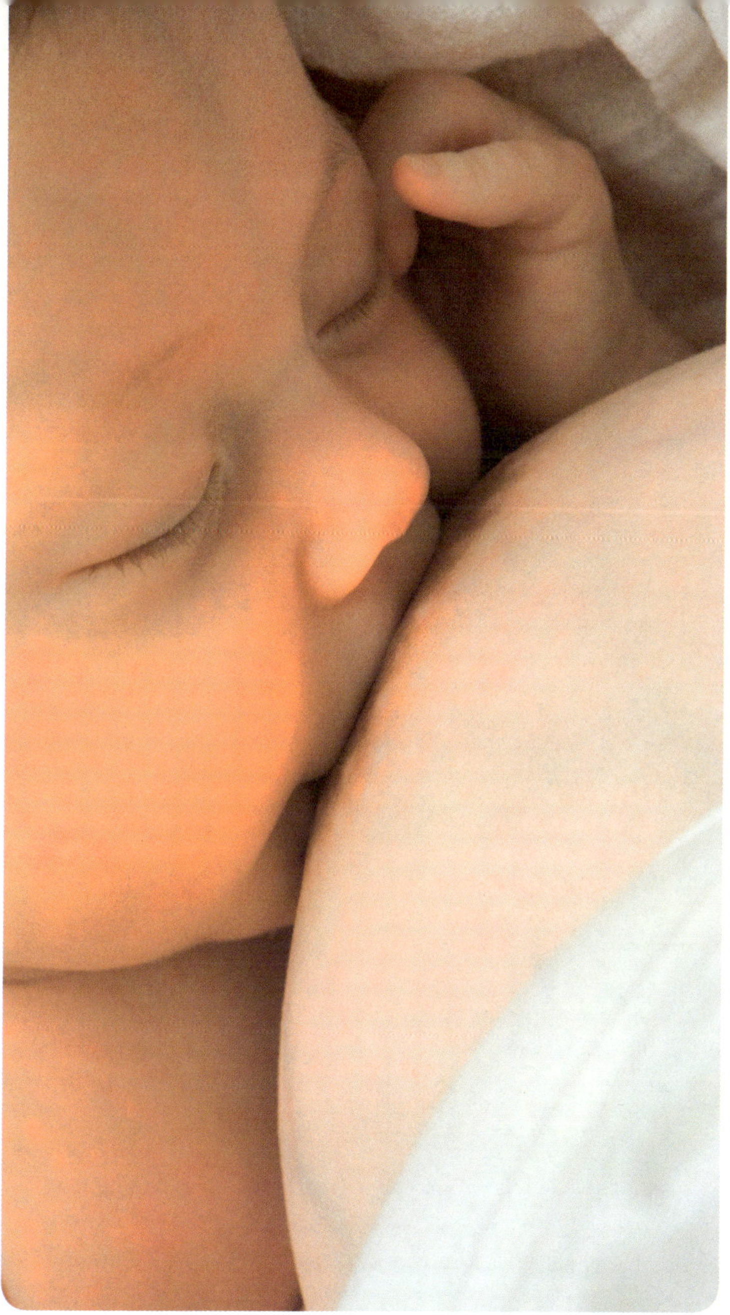

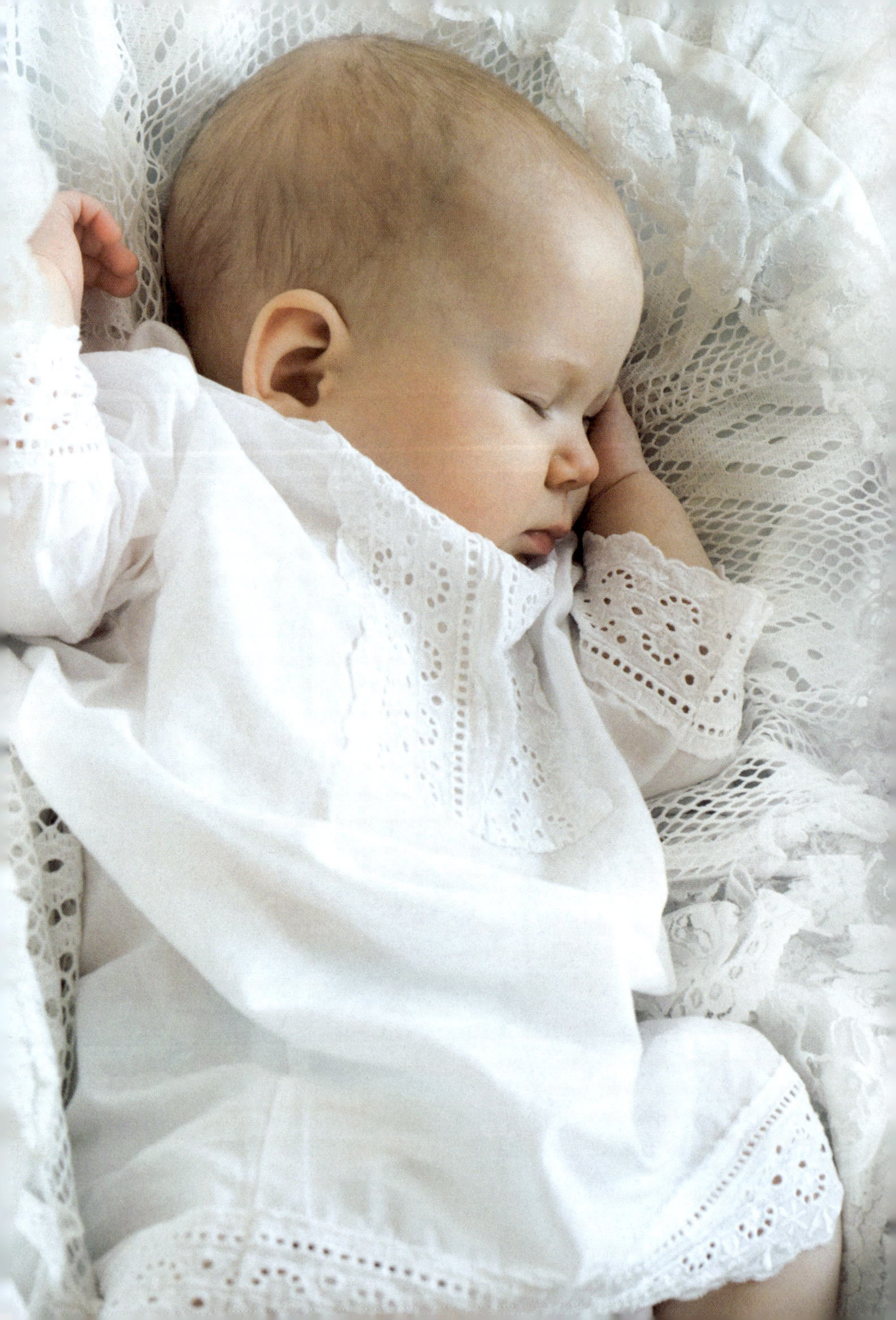

les premiers jours avec bébé

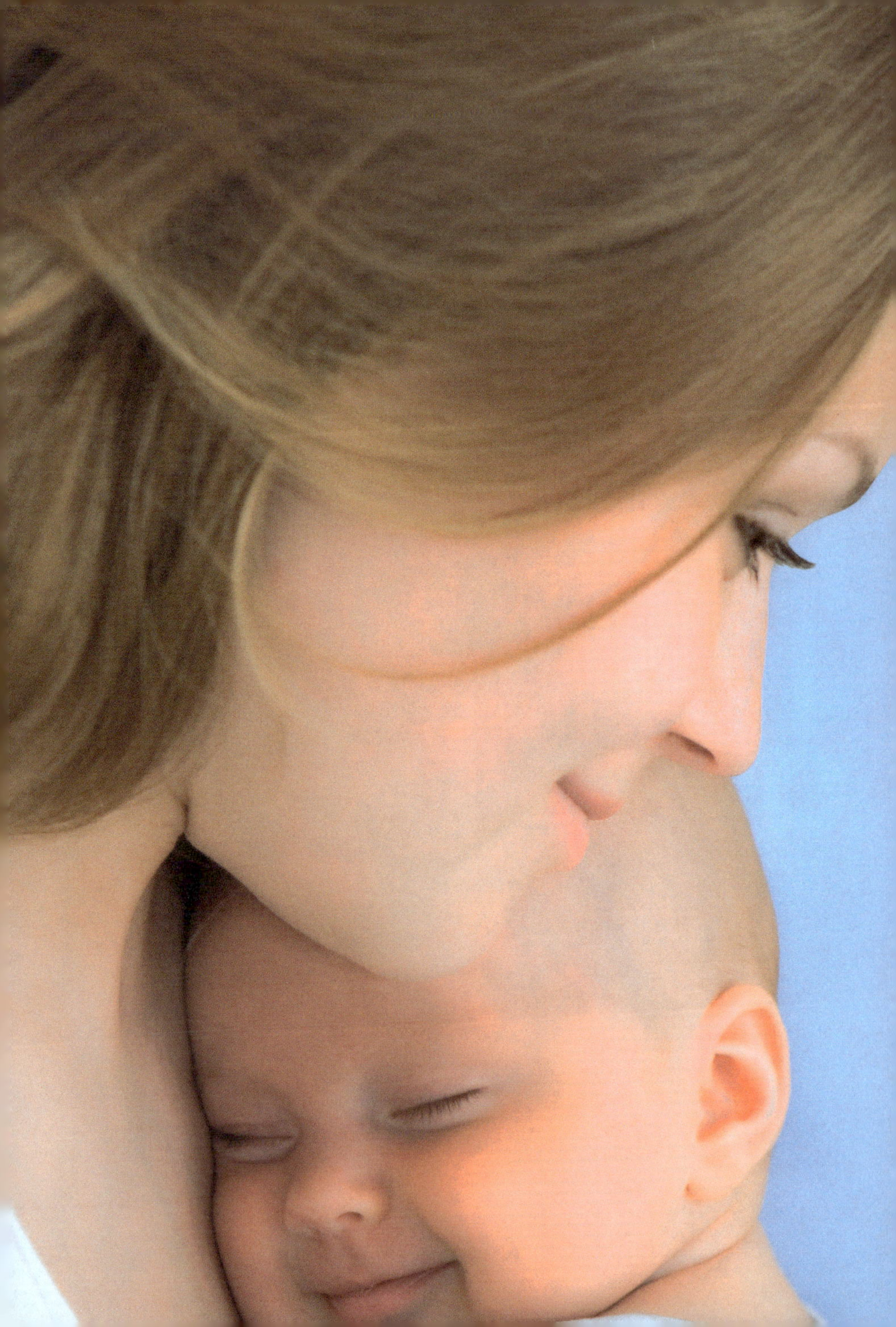

La jeune maman

Par Sylvie Eskénazi, sage-femme

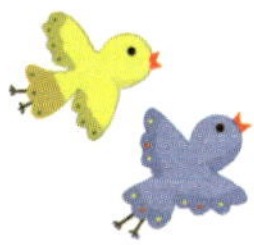

Les semaines qui suivent l'accouchement ne sont pas toujours faciles à vivre : multiples tracas physiques, difficultés psychologiques accentuées par une immense fatigue… Tous nos conseils pour que vous puissiez remonter la pente rapidement et vous consacrer pleinement à votre bébé.

À la suite de l'accouchement et de la délivrance complète du placenta, des modifications corporelles et hormonales brutales vont s'effectuer chez la jeune accouchée, l'amenant progressivement à un état physiologique proche de celui d'avant la grossesse. Cette période dure théoriquement quarante-cinq jours, date à laquelle la femme peut voir réapparaître ses règles – généralement abondantes –, appelées « retour de couches ». Ce n'est pourtant pas le cas chez la femme qui allaite complètement, à la demande de l'enfant. Et ce, sans que celui-ci reçoive de compléments (eau ou lait maternisé) et avec un espacement de moins de six heures entre deux tétées « efficaces ». Dans ce cas de figure, il n'est pas rare que les règles ne reviennent que deux ou trois mois après le sevrage[1].

1. C'est-à-dire l'arrêt total de l'allaitement maternel.

D'autre part, il faut au moins trois mois après l'accouchement pour que l'équilibre hormonal général revienne quasiment à la normale (régulation de la glycémie, de la thyroïde, de la pression artérielle, etc.). Toutefois, rien ne peut prédire à quelle date aura lieu la première ovulation (nous en reparlerons au sujet de la contraception).

Les « relevailles » ou post-partum immédiat : les quatre à six premières semaines

De nombreux tracas physiques

Dans les minutes suivant la naissance, l'utérus continue à se contracter efficacement, assurant ainsi le décollement complet du placenta (parfois également appelé « délivre ») de la muqueuse utérine. Bien que cela ne soit pas indispensable, une première tétée très précoce peut y contribuer activement. La mère aura encore quelques efforts à fournir afin d'expulser le placenta, dont la masse représente environ 1/6e du poids du bébé. En forme de galette assez molle, laissant apparaître le cordon ombilical en son centre sur sa face fœtale et entouré de ses membranes, le délivre est consciencieusement examiné par l'accoucheur. S'il paraît complet, aucun geste ne sera en principe nécessaire pour assurer la rétraction de l'utérus sous l'effet des contractions suivantes. Ces dernières peuvent être ressenties douloureusement, principalement chez la femme qui a déjà eu des enfants, ainsi qu'au moment des premières tétées.

De la taille et de la fermeté d'un petit melon dans les heures suivant l'accouchement, le globe utérin protège d'une éventuelle hémorragie en contrôlant efficacement les pertes sanguines sortant de sa cavité.

Le plus « homéo »

Lorsque le placenta est complètement expulsé, prendre une dose unique ou 10 granules d'Arnica montana 15 CH, à laisser fondre sous la langue. Renouveler la prise 24 heures après.

Durant les premières heures, il est important de vider régulièrement la vessie qui, trop remplie, pourrait entrer en « concurrence » avec l'utérus et empêcher sa bonne rétraction. C'est l'occasion d'un premier lever prudent si cela a été validé par la sage-femme, toujours accompagné d'un proche ou d'un professionnel. C'est surtout vrai si la mère a bénéficié d'une péridurale, les sensations demeurant diminuées pendant quatre à six heures après l'accouchement.

Les pertes vaginales rouge foncé, appelées « lochies », sont nettement plus abondantes que des règles normales et augmentent lorsque l'enfant est au sein. De façon concomitante avec la rétraction de l'utérus et la fermeture du col, les lochies vont s'éclaircir en une semaine à dix jours, puis se tarir jusqu'à leur disparition d'ici à la fin du premier mois.

Notre conseil : utiliser de la lingerie et des protections « tout coton », ainsi que des culottes jetables en filet (magasin bio/spécialisé ou pharmacie).

Le périnée s'est étiré considérablement au moment du passage de l'enfant. Il est possible qu'il y ait eu une déchirure très superficielle des petites ou grandes lèvres, appelée « éraillure », ou encore une atteinte un peu plus marquée du vagin, des muscles ou de la peau. Tout cela peut nécessiter une suture, le plus souvent à l'aide de fils spéciaux résorbables[2]. Le praticien peut aussi avoir eu recours à une épisiotomie – incision dans la région périnéale juste avant le passage de l'enfant –, qui sera suturée dans les trois plans : vagin, muscle et peau.

Notre conseil : dans tous les cas, une toilette quotidienne avec un savon très doux devrait suffire, en prenant soin de sécher doucement à l'aide d'un coton ou d'une serviette. Soins locaux conseillés sur la plaie : placer régulièrement des compresses imbibées d'eau d'hamamélis, qui possède des propriétés purifiantes, anti-inflammatoires, calmantes et astringentes. Ou encore, un cataplasme d'argile blanche ou verte, à raison d'une cuillerée à soupe de pâte reconstituée dans une compresse placée en regard de la déchirure. À laisser en place une heure et à renouveler plusieurs fois. Alterner les traitements locaux avec des périodes où la plaie reste simplement à l'air libre. Pour s'asseoir, placer un oreiller très mou sur le siège.

Le plus « homéo »

En sus, en cas d'épisiotomie principalement, le remède homéopathique Staphysagria 5 CH peut être utilisé à raison de 3 granules aussi souvent que nécessaire. Si la sensation de « coupure » persiste, il peut être associé à Arnica montana 5 CH ou à Hypericum perforatum 5 CH.

2. Fils qui vont se dissoudre en général en moins de dix jours. Il ne faudra donc pas les enlever.

Une astuce de sage-femme...

Dans notre pratique quotidienne, en cas de déchirure du premier degré, il nous arrive de placer un morceau de placenta sur la plaie pendant deux heures. Cela aide considérablement la cicatrisation et peut nous éviter d'avoir recours à une suture.

À la suite de la poussée, la jeune maman peut souffrir d'hémorroïdes (dilatation des veines de la région ano-rectale, internes ou extériorisées) souvent associées à une constipation « terminale ». Cela peut occasionner un saignement, provoquer des démangeaisons et être suffisamment douloureux pour nécessiter un traitement local anesthésiant.

Notre conseil : manger sainement (aliments riches en fibres tels que kiwis, germes de blé, avocats, figues, pruneaux, haricots secs, lentilles...) et boire beaucoup d'eau pour éviter la constipation. Profiter du « besoin naturel » pour aller à la selle dès qu'il est perçu (confier rapidement le bébé à un tiers au lieu d'attendre). Faire des mouvements doux du bassin afin d'y aller facilement et sans pousser. Utiliser des techniques respiratoires de relaxation pour détendre la région anale et faire rentrer les hémorroïdes.

Le plus « homéo/phyto »

Les granules homéopathiques Aesculus peuvent être largement utilisés, à raison de 5 granules par la bouche 3 ou 4 fois par jour si besoin. En phytothérapie : 50 gouttes d'intrait de marron d'Inde 3 fois par jour au moment de la crise. Localement, laisser en place une compresse imbibée d'eau florale d'hamamélis.

Dans les jours qui suivent l'accouchement, il est courant d'avoir du mal à se retenir pour uriner ou de laisser échapper des gaz. Il ne faut pas s'inquiéter, c'est fréquent et normal la plupart du temps. Il est possible de se faire conseiller par la sage-femme afin d'effectuer quelques exercices spécifiques très doux en position allongée, mais il ne sert à rien de contrôler systématiquement le jet urinaire au cours des mictions. La rééducation périnéale sera proposée en temps et en heure. En revanche, il est impératif de ne pas faire de gros efforts pendant le premier mois : ne rien soulever de trop lourd (courses, poussette, etc.) et se limiter aux portages du bébé.

Les muscles abdominaux sont normalement relâchés après une naissance (impression d'avoir encore un ventre de femme enceinte de quatre ou cinq mois). Le tonus naturel de la musculature reprendra le dessus avec les efforts modérés de la vie quotidienne et peut-être, par la suite, grâce à une rééducation spécifique.

Les douleurs du bassin, au niveau du pubis, des articulations sacro-iliaques ou du coccyx, peuvent nécessiter un traitement ostéopathique dans les jours qui suivent l'accouchement.

Notre conseil : en cas de sensation de pesanteur sur la vulve (comme si l'on ressentait le besoin de croiser les jambes pour l'éviter) ou d'impression que le bassin reste très élastique, la sage-femme pourra vous montrer comment sangler votre bassin avec une écharpe ou utiliser une ceinture de contention spécialement étudiée pour les positions verticales et la marche (type Physiomat©). On associe ces manipulations à des exercices respiratoires spécifiques. Faites-vous conseiller pour les portages du bébé à l'aide d'une écharpe ou d'un porte-bébé, de manière qu'il n'appuie pas sur les muscles abdominaux. Si l'enfant est installé en position assise, sa tête doit arriver au niveau de votre menton.

Le plus « homéo »

Contre les pesanteurs : Sepia officinalis 9 CH, 5 granules matin et soir, plus 1 dose à 15 ou 30 CH par semaine.

Sur le plan émotionnel : chute d'hormones et fatigue

Le séjour en maternité est bien souvent source de fatigue : tétées, conseils en tout genre, soins à la mère et à l'enfant qui ne coïncident pas toujours avec les phases d'éveil, visites, démarches administratives... Il ne dure en général que trois à cinq jours, ce qui génère une véritable course contre la montre de la part des professionnels de santé afin que les parents sortent avec le maximum d'informations.

La période du post-parfum, quant à elle, ne fait pas l'objet des attentions qu'elle mériterait. Les jeunes parents y sont rarement assez préparés, notamment pour la naissance d'un premier enfant. Hormis dans les cultures traditionnelles où la jeune maman est choyée, le modèle de notre société occidentale repose sur une famille se limitant bien souvent à l'enfant et à ses parents. Ces derniers se retrouvent souvent seuls face à leurs nouvelles responsabilités après la sortie de maternité. Physiologiquement, la mère subit la chute brutale des hormones placentaires dès la délivrance et son ventre se vide. Passée en quelques heures de l'état de femme enceinte à celui de jeune maman, elle ne sent plus les mouvements de l'enfant, tandis que les regards extérieurs sur elle changent. Sa plus grande préoccupation devient son bébé, mais elle est souvent trop dans l'excitation et ne profite pas des moments de calme du nourrisson pour se reposer comme elle le devrait. Et pour l'assister, le rôle de son conjoint risque d'être limité. Le congé paternité est louable mais bien maigre, avec au total onze jours consécutifs seulement pour un seul enfant et dix-huit jours pour une naissance multiple[3].

C'est pourquoi les préparatifs de la naissance ne devraient pas se borner aux achats de puériculture pourtant fort gratifiants, mais viser à une organisation bien pensée quant aux relais affectifs et pratiques pouvant être mis en place au retour à la maison. Il s'agit également de se protéger d'un entourage dont les conseils divers et variés risquent de se multiplier et d'induire des pertes de repères.

---

3. www.ameli.fr/employeurs/vos-demarches/conges/le-conge-paternite/duree-du-conge-paternite.php.

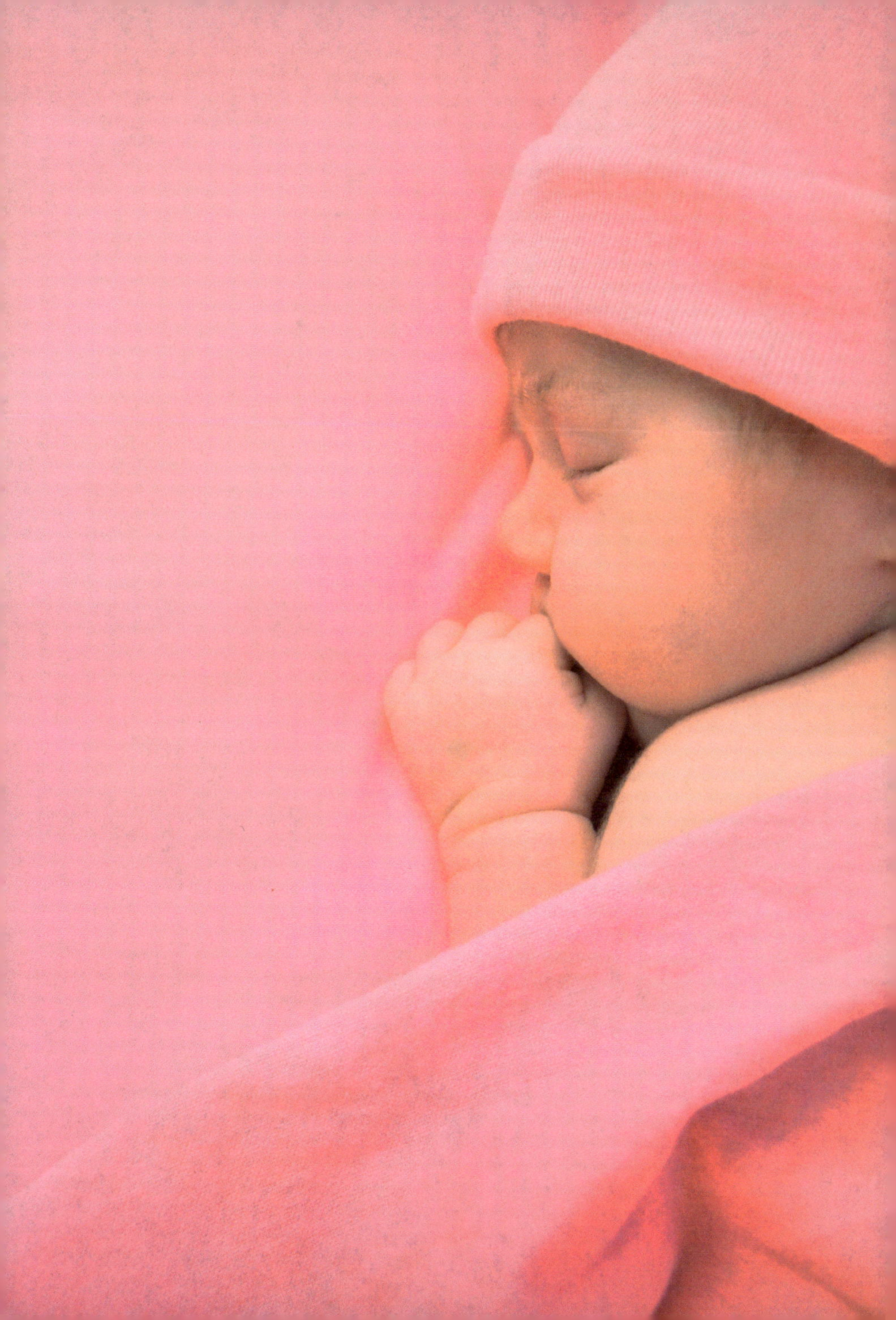

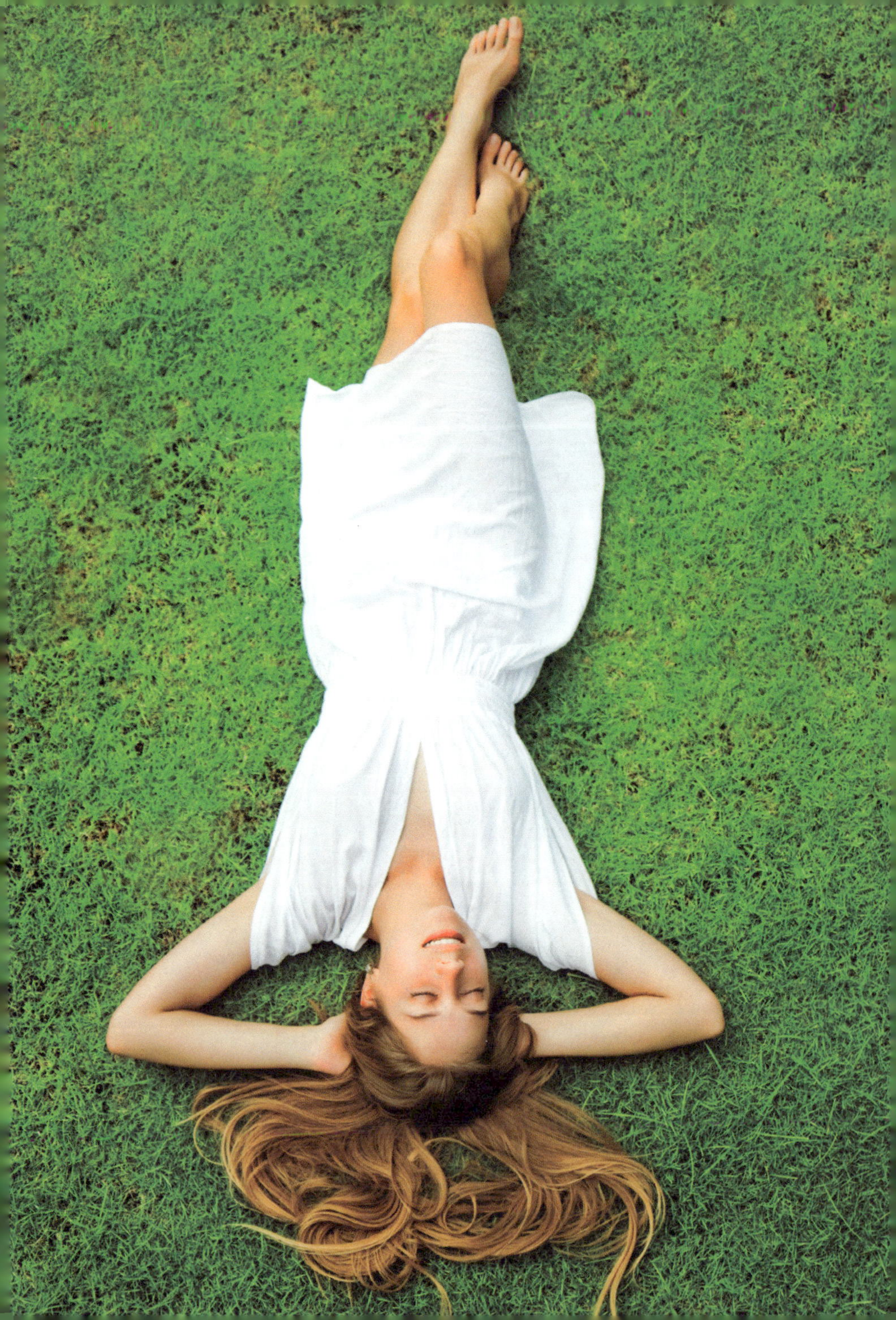

Remise en forme et contraception

Par Sylvie Eskénazi, sage-femme

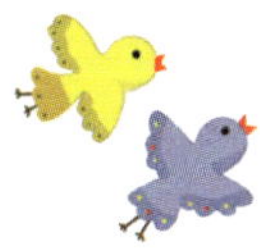

La consultation postnatale : le premier rendez-vous après l'accouchement

Au cours du deuxième mois de post-partum, une consultation postnatale est proposée. Réalisée par un médecin ou une sage-femme, elle est remboursée par l'assurance-maladie au même titre que les consultations prénatales. Cette consultation est orientée en fonction du déroulement de la grossesse, des antécédents médicaux et gynécologiques, ainsi que des modalités de l'accouchement.

Y sont abordés l'état général et la fatigue éventuelle de la jeune maman (conseils hygiéno-diététiques, supplémentation vitaminique). De même que l'allaitement maternel s'il y a lieu. Celui-ci est en principe bien en place à ce stade, mais il peut susciter des questions concernant sa durée, sa poursuite pendant l'activité professionnelle, le sevrage. Chez les mères non allaitantes, un examen des seins est réalisé.

• **L'examen abdomino-pelvien :** à ce stade, l'utérus a repris sa place, le col s'est refermé et il n'y a en général plus de saignements. Le retour de couches (réapparition des règles après l'accouchement) est évoqué. Celui-ci peut survenir un mois et demi après l'accouchement ou bien plus tard en cas d'allaitement complet. Le frottis de dépistage du cancer du col est réalisé si nécessaire. Le toucher vaginal permet, entre autres, de vérifier la bonne involution utérine et de tester la région périnéale dans son ensemble.

• **Le bilan périnéal :** le praticien interroge la jeune maman sur ses antécédents personnels et familiaux de fuite urinaire spontanée ou à l'effort, et de descente d'organes. Plusieurs éléments sont pris en considération :

- les modalités de l'accouchement (durée de la phase d'expulsion, poids et position de l'enfant, position d'accouchement, extraction instrumentale, épisiotomie ou déchirure) ;
- le confort périnéal et pelvien de la femme depuis l'accouchement (y compris le bassin osseux) ;
- ses habitudes (activité, sport envisagé) ;
- la reprise de la sexualité.

À l'examen, on s'attarde sur la cicatrisation de la peau et des muqueuses, l'ouverture de la vulve, les signes de descente d'organes, la sensitivité, la tonicité des grands muscles vaginaux.

À l'issue de ce bilan, une rééducation périnéale et/ou abdominale peut être prescrite. On peut orienter la patiente vers un ostéopathe, conseiller ou déconseiller certains sports.

Il est particulièrement intéressant que cette consultation soit assurée par le praticien qui a réalisé l'accouchement. En effet, celle-ci ne se cantonne pas aux seuls aspects médicaux. Le temps de parole accordé aux parents permet de revenir sur leur vécu, leurs émotions, de les éclairer sur certains détails de la mise au monde qui n'avaient pas été évoqués dans les suites immédiates. Un suivi psychologique peut être conseillé.

Post-partum et sexualité

Sexualité et contraception sont une part importante de la consultation postnatale, tant d'un point de vue médical que psychologique. Les repères habituels du couple ont été modifiés par l'accouchement et l'allaitement, leurs préoccupations bouleversées par l'arrivée de l'enfant.

Après la naissance, les rapports sexuels peuvent être repris dès que les partenaires le désirent. Si une nouvelle grossesse n'est pas désirée, une contraception a déjà pu être envisagée après l'accouchement et peut encore évoluer.

Les méthodes contraceptives les plus utilisées

1) Les méthodes « barrières »

Elles consistent à empêcher l'ascension des spermatozoïdes dans le col de l'utérus afin d'éviter la rencontre avec l'ovule. Ces contraceptions doivent être utilisées à chaque rapport sexuel, quel que soit le moment du cycle :

- le **préservatif** masculin ou féminin ;
- les différentes formes de **spermicides** : gel, crème, ovule ou éponges, dont il est important de connaître parfaitement l'utilisation et les contraintes ;
- l'association du **diaphragme** ou de la **cape cervicale** avec un gel **spermicide**. Cette contraception requiert de la part de la femme une parfaite autonomie quant à sa pose et son retrait, lesquels sont supervisés par le praticien prescripteur lors de la première consultation. La taille optimale du dispositif ne peut être évaluée que six semaines au moins après l'accouchement, le cas échéant à la suite

d'une rééducation périnéale. Il existe cinq tailles de diaphragme et trois tailles de cape cervicale. Le dispositif, en latex ou silicone, est réutilisable plusieurs mois. Il est placé, toujours en association avec un gel spermicide, entre quinze minutes et deux heures avant le rapport sexuel. Son retrait s'effectue au minimum huit heures après le rapport. Le diaphragme peut rester en place 24 heures, la cape deux ou trois jours. En cas de rapport réitéré, remettre une noix de gel spermicide.

2) La contraception hormonale

La **pilule œstroprogestative**, l'**anneau** et le **patch contraceptif** ne conviennent qu'aux femmes qui n'allaitent pas au sein, à condition de respecter les contre-indications habituelles après un bilan complet. Leur propriété est de bloquer l'ovulation. En raison des risques accrus de phlébite, on préfère attendre quelques semaines après l'accouchement avant de la prescrire, généralement après le retour de couches et en relais d'une méthode locale. La plupart des pilules, l'anneau et le patch sont pris durant trois semaines consécutives, puis arrêtés une semaine. Les règles artificielles réapparaissent tous les mois.

La **contraception microprogestative** est principalement prescrite chez la femme allaitante ou présentant une contre-indication aux œstroprogestatifs. Elle est disponible sous trois formes :

- pilule prise à heure fixe, sans interruption entre deux plaquettes ;
- implant sous-cutané (inséré au niveau de l'avant-bras, pour une durée maximale de trois ans) ;
- système intra-utérin (cf. paragraphe suivant).

Ce type de contraception provoque l'épaississement de la glaire cervicale, ce qui a pour effet de faire barrage aux spermatozoïdes, mais aussi de modifier la muqueuse utérine. Chez certaines femmes, l'ovulation sera bloquée. Ces méthodes sont susceptibles de provoquer des saignements inopinés et des règles abondantes les premiers mois, puis un arrêt progressif des règles. En cas d'utilisation dans le post-partum immédiat, il est possible qu'il n'y ait pas de retour de couches.

3) Le stérilet

D'une taille d'environ 4 cm, il est inséré dans l'utérus par les voies naturelles, sous spéculum. En l'absence de contre-indication (principalement infection génitale, malformation utérine, grossesse débutante), il peut être placé à partir de six semaines après l'accouchement. L'efficacité est assurée pendant cinq ans. Il en existe deux sortes :

- les dispositifs en cuivre, qui contiennent au minimum 380 mm^2 de cuivre, lequel détruit les spermatozoïdes. Les règles persistent.
- le système intra-utérin hormonal, qui a les mêmes propriétés que les autres sortes de contraception microprogestative. Avantage : il ne délivre toutefois le principe actif que localement, avec un moindre passage dans la circulation sanguine (cf. paragraphe précédent).

4) MAMA (méthode de l'allaitement et de l'aménorrhée)

Sous certaines conditions strictes, l'allaitement maternel peut être considéré comme une méthode naturelle de régulation des naissances, par inhibition de l'ovulation :

- l'enfant a moins de 6 mois ;
- la mère n'a pas eu de retour de couches ;
- le nourrisson est nourri à la demande, six à dix fois par 24 heures, y compris la nuit. Il ne reçoit aucune autre forme d'alimentation ou de boisson que le lait de sa mère. Il faut éviter de lui donner une tétine ;
- l'espacement maximal entre deux tétées est de quatre heures la journée et de six heures la nuit ;
- les tétées doivent être perçues comme nutritives, aux deux seins.

La rééducation périnéo-abdominale

La rééducation périnéale fait suite à la découverte du périnée et du souffle lors de la préparation à la naissance et de l'accouchement. Elle offre aux femmes qui en ont besoin ou qui le désirent un temps privilégié pour ressentir différemment leurs muscles pelviens et leur fonctionnalité dans la vie quotidienne. Elle se pratique à partir de six semaines après l'accouchement. Sauf dysfonctionnement particulier, en cas d'allaitement maternel, il peut être judicieux de reporter à plus tard ces séances. La durée de la rééducation peut aller jusqu'à deux mois, voire plus en cas de pathologie, à raison d'une ou deux séances de 30 minutes par semaine. Elle est remboursée par la Sécurité sociale.

Différentes méthodes existent. À chaque femme de trouver celle qui correspondra le mieux à ses besoins, d'autant que les exercices seront à répéter dans la vie quotidienne le temps de la rééducation. Le mieux est de se faire conseiller lors du premier bilan.

Les séances débutent souvent par une découverte plus précise du bassin, de l'anatomie et des fonctionnalités du plancher pelvien, des différentes respirations, ainsi que des postures à privilégier pour augmenter les perceptions positives et négatives de cette région.

Pour effectuer un programme profond et global, il est préférable de s'orienter vers un thérapeute manuel (sage-femme ou kinésithérapeute) qui, le plus souvent, travaillera par toucher vaginal. Différentes méthodes existent : certaines liées au fonctionnement musculaire et aux réflexes de contractilité, d'autres associées au souffle ou éducatives par des visualisations de la région périnéale et des actions musculaires dissociées ; d'autres, encore, de type holistique, énergétique ou de relaxation.

Certains cas peuvent nécessiter, en complément, l'usage d'une sonde vaginale reliée à une machine d'électrostimulation ou encore d'électrothérapie, pour traiter les douleurs, par exemple. Ces techniques seront conseillées au cas par cas par le thérapeute.

La technique la plus classique de travail avec sonde s'appelle le biofeedback (on voit sur un écran une représentation virtuelle de l'effort fourni lors de la contraction périnéale et on tente d'améliorer ses performances). Utilisée par une majorité de praticiens, cette méthode présente l'inconvénient pour la patiente de se retrouver bien souvent seule face à un ordinateur. De plus, elle n'est pas reproductible en dehors du cabinet du thérapeute.

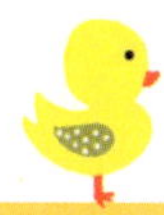

La pratique d'un sport adapté, un bon moyen de retonifier son périnée en douceur

En l'absence de pathologie fonctionnelle, vous pouvez choisir de renforcer vous-même votre périnée en pratiquant un sport adapté. Évitez les sports « violents » (boxe, tennis, escalade…), qui induisent des pressions trop fortes sur le périnée. En revanche, vous pouvez parfaitement retonifier tranquillement votre périnée avec des sports de type marche, natation ou vélo. Rappelons que le fait de s'accroupir et de se relever fait également travailler les muscles périnéaux. En tout état de cause, faites votre bilan au cours de votre examen postnatal : votre praticien sera à même de vous préciser ce qui vous convient le mieux, au vu de votre situation personnelle. Votre périnée peut aussi être exercé par la pratique du yoga ou par des séances de groupe en eutonie, par exemple.

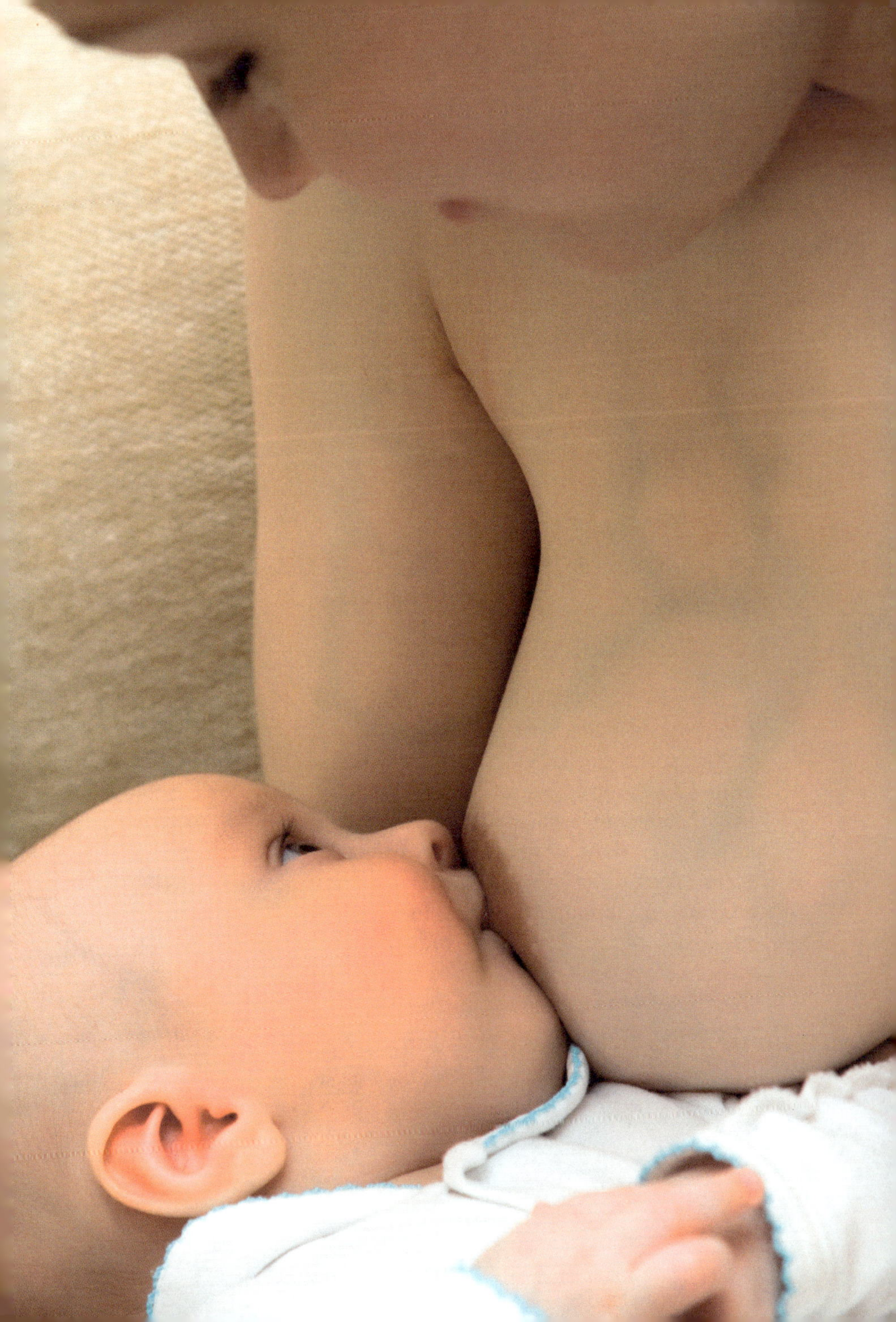

La mise en place de l'allaitement

Par Karine Guillard, gynécologue obstétricienne
et Lou-Aurélie Wrobel, psychologue clinicienne

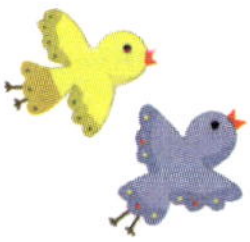

L'allaitement répond à un processus physiologique et psychologique bien particulier. Deux éléments sont essentiels : le désir de la future mère – parfois teinté d'ambivalence – et l'allaitement à la demande, au plus près du rythme du bébé.

Projet d'allaiter ou désir d'allaiter ? Deux réalités parfois différentes

La volonté d'allaiter son enfant peut avoir plusieurs origines : vous voulez allaiter parce que l'on vous a dit que c'était bon pour la santé de votre enfant (vous culpabiliseriez de ne pas faire ce qu'il y a de meilleur pour lui !) et parce qu'allaiter votre bébé aurait des conséquences bénéfiques sur votre relation avec lui. Ou encore parce que vous pensez que vos seins sont justement prévus pour cela…

Cette volonté ne signifie pas obligatoirement que vous avez envie d'allaiter, que vous avez un désir d'allaiter au sens propre du terme.

Il est possible que vous ressentiez du dégoût à la simple idée d'allaiter votre enfant, de ne pas supporter physiquement qu'il tète votre sein ou de trouver incompatible l'allaitement avec l'image érotique que vous avez de vous-même et celle qu'a votre partenaire de vos seins. Ne culpabilisez pas, ne vous obligez pas à allaiter par devoir. Vous aimerez votre enfant tout autant en lui donnant des biberons : la relation que vous aurez avec lui sera beaucoup plus paisible, et cet aspect est le plus important.

Désirer allaiter procède d'une dynamique inconsciente : on désire allaiter comme on désire avoir un enfant, presque sans pouvoir expliquer réellement pourquoi. Ce désir profond est nécessaire pour mettre en place un allaitement serein.

La mise en place de l'allaitement : un moment délicat

Les premiers jours qui suivent l'accouchement sont extrêmement importants pour la mise en place de l'allaitement et en conditionnent souvent la durée.

Juste après sa naissance ou quelques heures plus tard, au moment où il en éprouve le besoin, le bébé tète le colostrum, substance particulièrement nourrissante et riche en anticorps. Une fois sorti du ventre de sa mère et s'il est posé sur elle, le petit d'homme, guidé par son odorat, rampe instinctivement vers le sein et trouve le mamelon pour se nourrir. Ce n'est que quelques jours après, souvent autour du troisième jour, parfois plus tard, qu'a lieu la montée de lait, à la fois attendue et souvent redoutée par les jeunes mères ! Au moment de la montée de lait, les seins se durcissent et leur volume augmente parfois considérablement. Ils peuvent être douloureux. Ce sont des phénomènes passagers ! Le bébé allaité met donc plusieurs jours à retrouver son poids de naissance et cela ne doit pas vous inquiéter. Lorsque vous ne souhaitez pas allaiter, on vous propose avant la montée de lait un traitement qui permet d'éviter ce processus physiologique.

Il est important de savoir qu'en cas de césarienne programmée, non précédée de contractions comme lors d'un travail spontané ou déclenché, la montée de lait arrive souvent un peu plus tard. En cas d'arrivée particulièrement tardive du lait, on pourra vous proposer un peau à peau quasi continu avec votre bébé et des mises au sein extrêmement fréquentes. Si l'on repère que votre bébé ne tète pas efficacement (frein de langue, problème de mâchoire lié à l'accouchement...), on mettra tout en œuvre pour résoudre le plus vite possible cette difficulté passagère qui freine la stimulation de la lactation, en faisant intervenir, par exemple, un pédiatre ou un ostéopathe.

Confiance et patience

Durant les jours et les semaines qui suivent, la production de lait de chaque femme s'adapte aux besoins de son bébé. Il ressort de nombreuses études réalisées ces dernières années que deux facteurs essentiels conditionnent le bon déroulement de l'allaitement : la proximité mère-bébé et la mise au sein à la demande, sans restriction aucune.

Il est très rare qu'une femme ne produise pas assez de lait pour nourrir son bébé. Ce qui diffère d'une femme à l'autre est la capacité de stockage du lait (de 80 à 600 ml selon les femmes) et la concentration en graisses de ce lait. Ainsi, en fonction de ses besoins, de la quantité de lait qui est à sa disposition et de son caractère plus ou moins gras, un bébé aura plus ou moins fréquemment besoin de téter. À chaque bébé son rythme. Il est impossible de calquer le nourrissage au sein sur le nourrissage au biberon, qui permet des intervalles réguliers et souvent plus importants qu'au sein entre les prises de lait : le temps de digestion du lait animal est en effet bien plus long que celui du lait de femme, et la quantité de lait absorbée est visible et contrôlable.

Finalement, il apparaît qu'il faut parfois plusieurs jours, voire plusieurs semaines, afin qu'un premier allaitement se mette en place et que vous puissiez sereinement profiter de ce contact privilégié sans trop douter, sans vous alarmer des questions parfois maladroites de votre entourage : « Es-tu sûre que tu as assez de lait ? » « Ton lait n'est sans doute pas assez nourrissant, il a faim ce bébé ! Donne-lui donc un petit biberon ! » Telles sont les remarques auxquelles vous pourrez être confrontées dans un pays où peu de femmes allaitent dans la durée et où de solides croyances infondées sont ancrées dans les esprits... Elles sont d'autant plus difficiles à entendre que vous êtes alors souvent fragilisée par la grossesse, l'accouchement et toutes les questions que vous vous posez face à tant de nouveautés.

Physiologie de l'allaitement

Comprendre comment fonctionne la lactation peut vous aider à mettre en place votre allaitement et à éliminer les préjugés que vous pourriez avoir sur le sujet.

Le lait est produit par les cellules glandulaires de vos seins et stocké dans des petits sacs, appelés alvéoles. Cette fabrication de lait a pour origine la libération d'une hormone, la prolactine, sécrétée par la partie antérieure de l'hypophyse (glande qui se trouve dans votre cerveau). Cette hormone est produite tout au long de la grossesse, mais la lactation est inhibée par deux autres hormones, l'œstrogène et la progestérone, dont les taux chutent juste après la délivrance. L'inhibition est donc levée à ce moment-là.

Les alvéoles sont entourées de cellules musculaires qui se contractent grâce à une autre hormone, l'ocytocine, fabriquée par la partie postérieure de votre glande hypophysaire. C'est grâce à la contraction de ces cellules musculaires que le lait est excrété dans les canaux galactophores.

La tétée constitue le stimulus qui permet d'envoyer des impulsions à la posthypophyse, ce qui provoque la libération d'ocytocine. C'est ce que l'on appelle le réflexe non conditionné. De même, les réflexes conditionnés (à la vue ou aux pleurs de votre enfant) entraîneront aussi la libération d'ocytocine.

La poursuite de la lactation dépend de la bonne vidange des alvéoles. Un engorgement (accumulation de lait dans les alvéoles) provoque l'écrasement des cellules musculaires qui ne se contractent plus. Le lait n'est donc plus excrété au moment de la tétée.

À la demande

Le lait va de votre sein à la bouche de votre bébé grâce à deux processus : le **réflexe d'éjection maternel** que l'on vient de décrire et **la vidange active effectuée par votre enfant,** qui extrait le lait des canaux galactophores grâce à une bonne position de sa langue et de sa mâchoire. D'où la nécessité de bien positionner votre bébé au moment des tétées.

Il est aussi important de savoir qu'au cours d'une même tétée la composition du lait change : riche en glucides au début, il se charge en lipides à la fin. Chaque étape de la tétée est donc nourrissante, mais de façon différente.

La lactation est régulée par le principe de l'offre et de la demande : c'est l'appétit de votre enfant qui va contrôler la quantité de lait ingérée. Pour que cette régulation se fasse, votre enfant doit téter aussi souvent qu'il le demande, jusqu'à ce qu'il soit rassasié.

Comme les bébés ont des besoins et des appétits différents, il n'existe aucune règle quant à la durée ou au nombre de tétées. L'appétit et les besoins de votre enfant variant avec le temps, la durée et le nombre de tétées nécessaires évolueront en conséquence.

Pensez à vous reposer le plus possible, à boire suffisamment et à ne pas écouter tout ce qui se raconte...

Les rythmes du nouveau-né

Calez-vous sur son rythme

Votre enfant vient de naître. C'est un nouveau petit être qu'il va falloir apprendre à connaître, et tout un quotidien à réorganiser autour de lui.

À la maternité, dont le séjour dure en moyenne trois jours, vous devez impérativement vous reposer après cet événement si épuisant physiquement et émotionnellement qu'est l'accouchement. Il est donc essentiel de vous caler sur le rythme de votre enfant, c'est-à-dire de faire vos siestes pendant ses périodes de sommeil, pour ne pas être épuisée au moment où il a besoin de vous pour être nourri. Ce qui implique de limiter les visites, en faisant comprendre à votre famille et à vos amis qu'ils auront tout le temps de faire la connaissance de ce petit être lorsque vous serez rentrés à la maison.

Si vous accouchez à domicile, assurez-vous pendant cette période de pouvoir compter sur un tiers pour prendre soin de la maison et des éventuels frères et sœurs.

Le sommeil de bébé

À la naissance, votre enfant dort en moyenne dix-sept heures sur vingt-quatre heures. Ses périodes de sommeil sont reparties par phases de trois à quatre heures, séparées par de courtes périodes d'éveil.

Ces périodes de sommeil peuvent être schématiquement divisées en deux stades : le sommeil calme et stable ; le sommeil agité (qui occupe à la naissance 50 à 60 % du sommeil total). C'est dans cette phase agitée que vous observerez chez votre enfant des mouvements oculaires rapides, une respiration rapide et irrégulière, de nombreuses mimiques. Jusqu'à 3 mois, votre enfant s'endormira le plus souvent en sommeil agité. Ne le réveillez pas à ce stade de sommeil : vous l'empêcheriez d'enclencher un cycle de sommeil calme.

Quant aux périodes d'éveil, elles sont divisées en trois stades : éveil calme, états de veille agitée sans pleurs et états de veille agitée avec pleurs. Profitez du stade éveil calme pour communiquer avec votre enfant, car pendant les phases de veille agitée, il est peu attentif à l'environnement.

À partir de 3 semaines et jusqu'à 3 mois s'organise peu à peu une périodicité jour-nuit, les périodes de veille devenant plus importantes pendant la journée, et celles de sommeil plus longues pendant la nuit.

Comme pour les besoins alimentaires, votre enfant a ses besoins propres de sommeil. Il est donc important de les respecter, de ne pas le réveiller sur n'importe quel prétexte et de comprendre que ses réveils nocturnes sont physiologiques. Laisser pleurer votre enfant avant 3 mois la nuit pour qu'il s'habitue ou qu'il fasse ses nuits ne sert donc à rien…

Organiser la vie d'un foyer autour d'un nouveau-né est bien sûr plus facile si c'est votre premier enfant, que si vous avez d'autres enfants en bas âge, sans personne pour prendre le relais. Chacun fera alors en fonction de ses possibilités.

Comment continuer à allaiter après la reprise du travail ?

Il est tout à fait possible de poursuivre l'allaitement tout en travaillant si vous le désirez. Cela nécessite juste un peu d'organisation !

Si votre bébé s'alimente déjà bien, il est simple de maintenir les tétées du matin et du soir, voire de la nuit s'il a conservé des tétées nocturnes. Si votre bébé est encore uniquement nourri au sein sans apport solide (en général jusqu'à 6 mois), il vous faudra tirer votre lait sur votre lieu de travail, à la même fréquence que les tétées habituelles. Les tire-lait électriques, que l'on peut louer ou acheter, sont rapides, efficaces et stimulent bien la lactation.

Une fois ce lait tiré, il suffit de le conserver au frais (transport du lieu de travail à la maison dans une petite glacière) ou de le congeler pour une utilisation ultérieure. Il se conserve quarante-huit heures au réfrigérateur et trois mois au congélateur. Il ne reste plus qu'à le réchauffer avant de donner le biberon, afin qu'il soit à la même température que dans votre corps (37 °C)…

Cela nous conduit à la question parfois épineuse du passage au biberon. Les bébés allaités intégralement depuis plusieurs mois ont parfois un peu de mal à accepter le biberon. Mais en votre absence, ils finissent généralement par le prendre, surtout si c'est leur seule source d'alimentation ! Certains débutent un peu plus tôt la diversification et se passent du biberon.

Le sevrage

Le sevrage est une étape plus ou moins facile selon les femmes et les bébés. Il n'y a pas de durée idéale de l'allaitement. À vous de trouver ce qui vous convient, en fonction de vos désirs, de votre ressenti et des contraintes du quotidien. Dans tous les cas, il faudra vous sentir prête. Un sevrage difficile est souvent un sevrage dont vous n'avez pas vraiment envie, malgré toutes les raisons rationnelles qui peuvent le justifier !

Parfois, votre bébé se détourne de lui-même du sein et le délaisse peu à peu. Le sevrage se dessine alors, progressivement ou plus brutalement. Pour certaines mères, cela peut entraîner un sentiment de frustration, surtout si cela vient bouleverser ce qu'elles avaient imaginé.

Parfois, votre bébé n'est pas tout à fait décidé à renoncer au sein. Il vous faut alors trouver les stratégies favorables pour accompagner ce changement important. Dans tous les cas, la parole est un outil essentiel, et le père de votre bébé peut être un appui important…

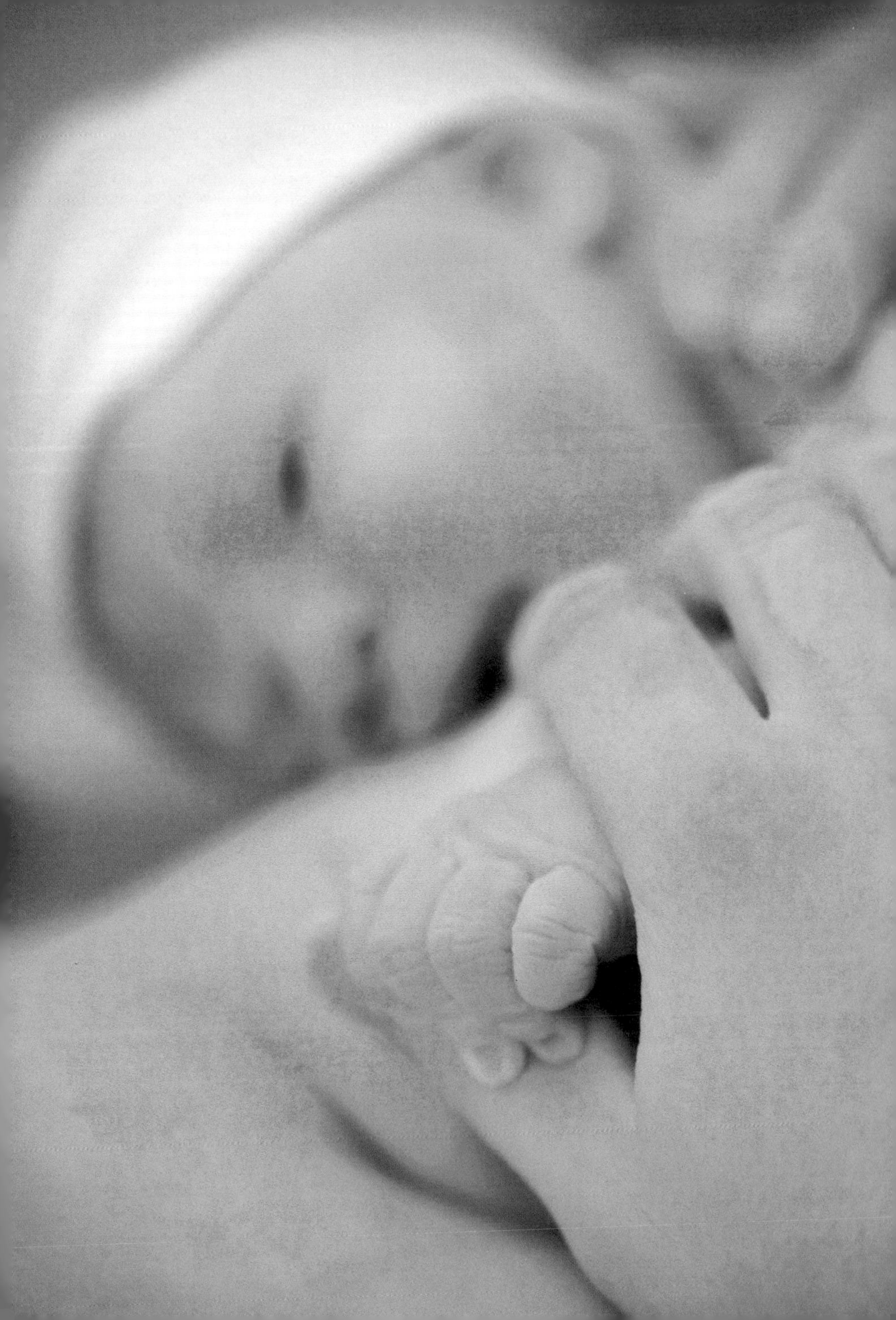

Elles savent...

Par Francine Caumel-Dauphin, sage-femme

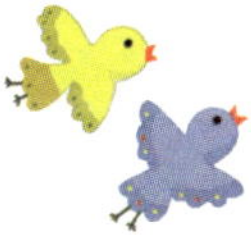

Accoucher est une connaissance innée chez toutes les femmes : il faut seulement vous rappeler, par un accompagnement adapté, cette conviction fondamentale que votre corps « sait faire »...

Les femmes n'ont pas « besoin d'apprendre » à accoucher ! Mais elles ne « savent pas qu'elles savent »... En effet, l'environnement se garde bien de le leur dire, en particulier le système médical. Sinon, à quoi servirions-nous, sages-femmes et médecins ? Que deviendrait notre fonction ?

La référence à ce savoir ancestral détenu par les femmes va, pour certains, à l'encontre du « progrès », celui-ci étant indéfectiblement lié à la technique. Cette technique nous rassure, car elle est objectivable, maîtrisable. Elle nous permet d'avoir le sentiment de contrôler un phénomène qui, précisément, échappe le plus souvent à notre compréhension : comment se déclenche l'accouchement ? Qui est le maître d'œuvre de ce processus ?

Aborder cet événement avec un tel questionnement est déstabilisant et générateur d'une inquiétude qui devient facilement angoisse. Nos collègues psychanalystes nous ont montré que l'angoisse peut parfois être un élément moteur, mais qu'elle peut aussi envahir et paralyser.

La technique, ou l'illusion de la maîtrise

Les techniques qui entourent la procréation nous donnent l'illusion de la maîtrise, mais il ne s'agit que d'une illusion. S'il n'y avait aucune incertitude, toute femme serait enceinte à partir du moment où elle le décide. Or ce n'est pas le cas, loin s'en faut.

Ce phénomène de procréation, de gestation et d'enfantement est une école du « lâcher-prise », pour la femme comme pour l'entourage médical ou affectif. Les choses peuvent se dérouler en dehors de toute intervention. Cela ne veut pas dire que nous ne surveillons pas. Mais, le plus souvent, nous n'avons qu'à regarder et à être là ! Le corps de la femme va se transformer, se préparer, se modeler tout au long des neuf mois : il n'y a qu'à le ménager, l'entourer, le respecter et l'écouter. Il est fait pour cela !

Lorsque le moment de la naissance arrive, la femme qui porte l'enfant va devoir l'aider à venir, se mettre en phase avec lui pour traverser le gué. Un événement aussi important ne peut se faire sans efforts, sans volonté, sans dépassement. Cette partie de la mise au monde est quasiment toujours présentée comme une épreuve qu'il faut s'efforcer de maîtriser, à défaut de pouvoir la contourner. Or la maîtrise et la gestion d'un tel moment sont illusoires : il faut seulement faire confiance à son corps. Être à corps consentant, ce qui ne veut pas dire être résignée.

L'accouchement, étape initiatique pour la femme

Il s'agit d'une confrontation de la femme à elle-même et à ses limites. Cela demande qu'elle soit accompagnée, encouragée, stimulée, tout comme un sportif affrontant une épreuve. On présente rarement l'accouchement comme une étape initiatique pour la femme. Celle-ci parcourra cette étape en fonction de ses désirs et de ses possibilités. Du fait de leur nature même de mammifères femelles, toutes les femmes ont potentiellement la faculté d'atteindre le but.

La femme accouche, l'enfant naît : ces deux temps différents doivent se rencontrer et s'articuler. Aucune méthode, aucune recette pour une préparation : c'est la femme qui va chercher le support qui lui conviendra le mieux, tant physiquement que psychologiquement : chant, eau, danse, yoga, sophrologie, hypnose, etc., autant de chemins possibles, qui, s'ils conviennent à cette femme ou à ce couple, seront les meilleurs pour les aider dans la naissance de leur bébé.

La pratique privilégiée de l'accompagnement global (privilège pour les couples, mais aussi pour les soignants) m'a montré ce dont les femmes peuvent être capables à partir du moment où l'on croit en elles. Je vérifie à chaque aventure la première phrase de ce texte : elles savent !

La mission première des soignants : insuffler aux femmes la force de conviction nécessaire

Cette connaissance innée est, pour moi, une certitude, et tout le travail d'accompagnement consiste à en persuader les futures mamans. C'est cette certitude qui alimente la confiance dans les femmes et dans leurs bébés (qui sont les plus savants de tous). Très souvent, notre confiance fait écho à celle du compagnon, qui connaît sa conjointe mieux que quiconque, et sans l'appui duquel les choses seraient plus difficiles. À l'écoute de son corps, la femme va trouver les positions qui lui conviendront le mieux. Souvent, ce sont des positions parfaitement adaptées à la mécanique nécessaire pour l'engagement du bébé. Contraction après contraction, le processus évolue.

Pour nous, praticiens, cette adaptation continue exige de n'avoir aucun a priori, d'être disponibles et de faire preuve d'une grande humilité. Autant d'éléments qui rendent chaque aventure incroyablement enrichissante et passionnante pour ceux qui la vivent.

Témoignage...

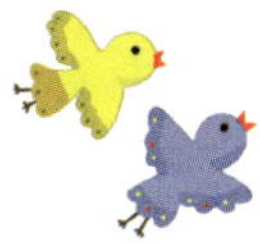

Enfin, pour terminer, comme seuls les parents peuvent parler de leurs expériences, voici un témoignage. Il reprend l'histoire de l'arrivée de deux enfants dans des conditions fondamentalement différentes. Il permet de se faire une idée plus précise de ce qui est possible. Isabelle et Franck nous parlent de leur histoire, lors de la naissance d'Emma.

« Lorsque nous avons appris que nous attendions notre deuxième enfant, mes souvenirs du premier accouchement ont refait surface très brutalement, et le choix d'un accouchement plus naturel s'est très vite imposé à moi... Il faut dire que, au lendemain de la naissance de notre fils, j'ai avoué à mon mari : "Je suis désolée, chéri, mais on n'aura qu'un seul enfant finalement... Je ne recommencerai jamais ça deux fois !"

Le premier accouchement

« Ce premier accouchement s'était pourtant déroulé "à merveille", médicalement parlant... Accouchement à terme, gros bébé, pas de péridurale, épisiotomie superbement dessinée, parturiente qui se laisse faire et obéit au doigt et à l'œil... Du point de vue de la parturiente en question, c'est une autre histoire... Une grossesse à peu près normale, sans complications, suivie par deux gynécologues différents, toujours très pressés, bien sûr.

« J'arrive à la maternité un soir à 22 heures avec des contractions très rapprochées, mais un col peu dilaté. On me fait une piqûre (sans me demander mon avis) en m'indiquant seulement ensuite que c'est pour stopper le faux travail, mais qu'on va me garder pour la nuit, puisque j'accouche le lendemain. (Ça devait certainement les arranger dans leur planning ...)

« Je dors quelques heures avant que les contractions reprennent, puis s'accélèrent au petit matin. Je descends en salle d'accouchement après un premier long monitoring. La sage-femme qui remplit le formulaire me demande machinalement, sans lever les yeux : "Vous souhaitez une péridurale ?" Moi : "J'aimerais essayer sans." Elle me regarde par-dessus ses lunettes et marque un temps d'arrêt... Quelques minutes plus tard, c'est la même sage-femme qui me perfuse, me pose une sonde urinaire, place le monitoring... et rompt la poche des eaux. À 9 heures, me voilà ficelée à la table de travail, coincée sur le dos, avec de douloureuses contractions qui m'enflamment le bas du dos, s'intensifient et se rapprochent tellement que j'ai parfois l'impression qu'il n'y a plus de répit entre deux contractions. Mon mari est là, qui me soutient comme il peut, avec les quelques gestes appris en haptonomie, mais le monito nous laisse peu de liberté de mouvement, c'est le moins que l'on puisse dire. De temps en temps, une sage-femme passe la tête par la porte et demande : "Tout va bien ?", sans nous laisser le temps de répondre... J'ai soif, j'ai chaud, je grogne, je hurle, je pleure, je dors presque, je regarde les heures passer, j'ai toujours soif... Le col ne se dilate pas bien vite, et, dans un moment d'empathie, la sage-femme me propose la péridurale. Découragée, j'acquiesce, avant qu'une violente contraction finisse de dilater le col. Trop tard pour la péri. Il est 14 heures, c'est l'effervescence dans la salle d'accouchement, me voilà les jambes en l'air, comme dans les films, mais en moins glamour...

J'ai déjà envie de pousser, mais la sage-femme me l'interdit car "elle n'est pas prête"... Et lorsque, enfin, j'y ai droit et que je m'applique à souffler pour détendre mon périnée et pousser calmement, elle me dit sèchement que, si je ne pousse pas efficacement en bloquant ma respiration "comme on me l'a appris", on n'y arrivera jamais ! Je m'exécute. Je pousse... comme une barbare. Je ne sens plus rien, la douleur m'anéantit, j'y mets toutes mes forces, j'ai l'impression que je fais n'importe quoi, je m'efforce d'obéir aux ordres... Je pousse des dizaines de fois, pendant de longues minutes. Tout à coup, une douleur qui surpasse toutes les autres, avec une image dans mon esprit : une déchirure, à vif, du sang qui jaillit... L'épisiotomie. Je hurle de douleur et de rage. Mais il faut se reprendre et continuer d'obéir aux ordres : "Poussez !" Et le papa dans tout ça ? Il n'existe pas pour l'équipe médicale, c'est juste un gentil meuble qui reste sagement à sa place.

« Et voila enfin mon tout petit, mon garçon, je l'attrape, je sanglote, je me dis que tout est fini... Mais non, la tornade de sages-femmes et autres puéricultrices me l'emmènent déjà... Pour lui, tout le tralala des soins et autres tortures ; pour moi, expulsion du placenta et couture d'épisio à vif. ("Je vous jure que j'ai mal, là – Mais non, je vous ai fait une petite anesthésie. – Eh bien, elle ne fait déjà plus effet, alors. – Allons, allons, soufflez, j'ai presque fini.") On me ramène un nouveau-né tellement emmailloté que je n'aperçois plus que ses petits yeux et le bout de son nez... Pas pratique pour la première tétée ! Je peine à le reconnaître... Même si la joie qui m'envahit me fait tout accepter avec un sourire béat.

Ma deuxième grossesse

« Au début de ma deuxième grossesse, une amie m'a parlé d'accompagnement global. J'avais aussi entendu parler de méthodes et de matériels proposés par certaines maternités, permettant d'accoucher de façon physiologique. Entre parenthèses, c'est bizarre de parler d'accouchement "physiologique", comme par opposition à un accouchement "normal" ou "traditionnel"... On pourrait croire qu'un accouchement physiologique serait donc un caprice, une excentricité, une nouvelle mode ? Alors que c'est ce qui se pratique depuis la nuit des temps... Et que l'homme s'est appliqué à tenter de se l'approprier en le technicisant !

« Nous avons rencontré une sage-femme qui proposait l'accompagnement global dans une maternité parisienne, à une heure de route de notre domicile, et qui pratiquait l'haptonomie. Nous nous sommes décidés à faire une nouvelle préparation en haptonomie, même si nous connaissions déjà la "technique", puisque nous l'avions pratiquée lors de la première grossesse. Mais avec un autre bébé et un praticien différent, nous avons appris bien plus et avons pu entrer encore plus en profondeur dans notre relation au bébé.

« Le suivi de grossesse a été très agréable : la sage-femme prenait son temps à chaque rendez-vous, alternant séances de suivi et séances d'hapto. Nous sommes arrivés vraiment sereins au jour J. Le terme étant dépassé, nous avons fait une visite tous les deux jours à la maternité pour faire un monitoring de contrôle. Ce qui m'a permis de parler longuement avec la sage-femme et de déceler ce qui pouvait peut-être encore retenir ce bébé : mes peurs, mes inquiétudes... Difficile à dire, mais il faut croire que le simple fait d'avoir pu exprimer tout cela a fait venir bébé, puisqu'elle est née le lendemain de notre discussion ! Soit cinq jours après terme. Dans de nombreuses autres maternités, on n'aurait jamais attendu aussi longtemps et l'accouchement aurait été déclenché.

« Le lendemain, donc, contractions au petit matin, à 6 heures... Le temps de préparer nos affaires, d'habiller l'aîné et de le confier à sa tante, nous appelons la sage-femme qui nous donne rendez-vous à la maternité. Nous arrivons tranquillement et sommes accueillis dans une grande chambre, avec un lit et un canapé, mais aussi des ballons, une baignoire, des toilettes... et vue sur les toits de Paris. Il est midi, le col est dilaté à 5. Je suis contente, le travail a bien débuté et les contractions sont efficaces. Je plonge dans un bain aux huiles essentielles, pendant que mon mari ressort pour aller garer la voiture qu'il avait oubliée en double file devant l'entrée de la clinique ! Une heure plus tard, je déambule dans la chambre, j'utilise le ballon, je grignote des fruits secs, je fais de nombreux allers-retours aux toilettes, je bois, je me dandine en marchant, je m'assoupis sur le lit entre deux contractions... À chaque contraction, mon mari est là, qui me soutient et enveloppe avec moi bébé dans le ventre pour l'accompagner. Les contractions sont douloureuses, mais quel bonheur de pouvoir les gérer moi-même, d'adapter ma position comme bon me semble ! JE SUIS en travail, NOUS SOMMES en travail, TOUS LES TROIS. Entre les contractions, quelques secondes de répit, juste le temps de sourire et de savourer ce moment... Cela paraît si irréel... Même la sage-femme me dit : "On ne croirait pas que vous êtes en train d'accoucher, à voir votre tête !"

« Pourtant, vers 17 heures, le bébé n'avance toujours pas. Nous prenons la décision de lui donner un petit coup de pouce, car maintenant que le col est bien dilaté, il ne manque plus que la poche des eaux soit percée pour que le bébé descende. Je me rhabille, me dirige vers l'ascenseur, nous descendons au premier et entrons dans la salle d'accouchement. La sage-femme perce la poche des eaux. Deux contractions plus tard, la douleur devient difficilement supportable. C'est plus fort que moi, je gémis, je ne souris plus, je veux pousser. La sage-femme me demande quelle position je préfère. J'essaie debout, puis accroupie, mais j'ai la tête qui tourne et je dois m'allonger. Je respire un peu d'oxygène et de protoxyde d'azote ; cela fait bizarre, le masque sur le nez. Couchée sur le côté, je sens notre bébé qui vient, qui glisse, lentement, je pousse continuellement, je souffle lentement, j'entends la sage-femme qui me guide, j'accompagne bébé… Avant qu'elle me dise : "Je vois sa tête", je sais déjà qu'elle est là, et lorsqu'elle me dit : "L'épaule passe", je le sais déjà, je sens tout ce petit être qui glisse de mes entrailles et qui jaillit… Je tends les bras et je l'attrape, je la blottis contre moi, elle attrape mon sein quelques secondes plus tard et boit goulûment… Moment inoubliable et délicieusement charnel. Elle restera longuement recroquevillée contre mon sein. Le cordon a fini de battre, le voilà coupé. Puis son papa la prend un peu ; assise dans ses bras, elle me regarde fixement : notre premier face-à-face. Plus tard, nous la pesons, juste là, à côté de moi, et son papa l'habille. Nous lui donnerons le bain seulement le lendemain. La sage-femme s'éclipse et nous laisse à notre intimité.

« Un mois plus tard, nous retrouvons notre sage-femme pour la visite postnatale et une séance d'haptonomie avec notre petite fille. Elle est très attentive, ouvre grands les yeux, tient déjà bien sa tête et caresse nos mains avec sa petite menotte ouverte. Nous discutons de son arrivée, de son grand frère, de nos inquiétudes et de nos émerveillements. Nous reviendrons encore plusieurs fois pour l'haptonomie avec elle. Des séances qui nous permettent d'appréhender des gestes simples et sécurisants pour l'accompagner et la mettre en confiance dans ses nouvelles acquisitions.

« Le souvenir de sa naissance est encore très vif… Je suis tout étonnée de la façon dont mon corps a récupéré ses forces, et très rapidement ! Dès le lendemain de l'accouchement, j'ai dit à mon mari : "On refait ça quand tu veux !" »

Mes notes

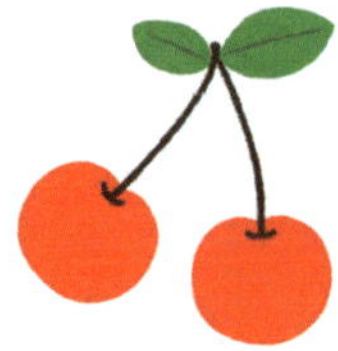

Crédits photographiques : © Shutterstock.

Retrouvez tous les titres consacrés aux bébés
et aux enfants sur le site *www.nathan.fr*
et sur *grandiravecnathan.com*

25 avenue Pierre de Coubertin, 75013 Paris.
ISBN : 978-2-09-278893-6
N° d'éditeur : 10238416
Achevé d'imprimer en France en février 2018
par Jouve (53100, Mayenne)
Dépôt légal : mars 2018.
N° 2689195D